は じ め に

　本書は、1972年から約30年間、産業医として実地を見聞した一産業医の記録です。筆者は約10年間基礎医学研究に従事したのち、民間労働衛生機関で約7年間産業医としての実地経験を経て、大学に在籍しながら行政機関等と連携して産業衛生の実務を体験してきました。

　当時は、戦後の混乱期と復興期を経て、労働災害や環境汚染・公害の防止活動が軌道に乗り、労働安全衛生法が施行され、大学でも諸制度の改善が進行中でした。産業現場では、技術革新が叫ばれ機械化・省力化への転換期でもありました。大量曝露から微量曝露へ、急性中毒から慢性中毒・職業がんに移行し、単一疾患から成人病・多要因疾患対策へと転換中でした。メンタルヘルスも課題となり、職場や労働者の雇用関係も変化して、労働衛生三管理から五管理に、国内からアジア・グローバル対応になって、まさに日本の産業医学の成長期にあたり、学ぶに面白い時代でした。

　この小冊子が、企業や労働者の身近で活動する産業保健スタッフの仲間にいささかでも参考になれば誠に幸いです。

　最後に、産業医学振興財団と産業医学ジャーナル誌編集部のご助力に感謝申し上げます。

2019年3月

関西医科大学名誉教授　徳　永　力　雄

我流の産業医修行

Ⅰ　混沌からの転換 ………………………………………… 1

1．清水焼の登り窯見物が契機に ……………………… 1
2．特殊健康診断に浸る …………………………………… 2
3．鉛取扱い職場の健康管理 …………………………… 4

Ⅱ　連携の力 ………………………………………………… 7

1．我流の推進力 …………………………………………… 7
2．故鉛精錬工場の環境 ………………………………… 8
3．慢性ベリリウム肺症に出会う …………………… 11

Ⅲ　労働態様型職業病の登場 ………………………… 15

1．コンピューター化の波 ……………………………… 15
2．職場見学と学会で流れを知る ………………… 15
3．複合労働負担による筋骨格系障害 ………… 17

Ⅳ　中毒まなこから筋肉まなこへ ………………… 22

1．見えはじめた手腕作業負担 ……………………… 22
2．頸肩腕障害の遷延事例 …………………………… 23
3．局所振動障害者の健康管理 …………………… 27

Ⅴ　杉山と屠畜場の振動障害 ………………………… 30

1．チェーンソー使用5年で発病 ………………… 30
2．奈良・和歌山での総合調査 …………………… 31
3．初期の重いチェーンソー使用による筋骨格障害 ……… 32
4．民有林でのフォローアップ …………………… 34
5．公営屠畜場職員の振動障害 …………………… 35

— i —

VI 嘱託産業医修行と有機溶剤職場 ･･････････････････････････ 38

1．産業衛生の"可視化" ･････････････････････････ 38
2．金属素材工場での産業医修行 ･･････････････････ 39
3．1970年代の有機溶剤取扱い職場 ･･･････････････ 41

VII 労働安全衛生教育とカドミウム肺障害 ･･････････････････ 46

1．労働安全衛生教育の方法と効用 ･････････････････ 46
2．カドミウム・ヒューム吸入による肺炎 ･････････････ 49
3．銀ろう溶接作業者のカドミウム肺症 ･･･････････････ 54

VIII 粉じん作業職場に学ぶ ･････････････････････････････････ 57

1．鎮魂の時節 ･･････････････････････････････････ 57
2．粉じん作業場を垣間見る ･･･････････････････････ 58

IX 公害と鼻中隔穿孔と皮膚障害 ･･････････････････････････ 64

1．職業病と公害の同時受難 ･･･････････････････････ 64
2．クロム公害と職業病 ･･･････････････････････････ 65
3．クロム特殊健康診断とメッキ工のクロム潰瘍 ･･･････ 66
4．フェノール系洗浄剤による白斑黒皮症 ･･････････････ 69

X 保育士・介護士の労働負担と健康 ･･･････････････････････ 71

1．第2次ベビーブームの断面 ･･････････････････････ 71
2．社会福祉施設労働者の健康調査 ･･････････････････ 72
3．調査結果 ･･･････････････････････････････････ 72

XI 作業管理から労働福祉へ ･･････････････････････････････ 78

1．哲学者今道友信のエコエティカ ･･････････････････ 78
2．保育士の作業内容と作業時間 ･･･････････････････ 79

3．作業姿勢と背腰部負担 ……………………………………… 81
　　4．作業管理の充実と労働福祉への取組みを ……………… 84

XII　小規模事業場の労働衛生活動…………………………………… 87
　　1．関西の地の利と地域活動 …………………………………… 87
　　2．中小企業の労働衛生の課題 ………………………………… 88
　　3．乾修然の執念 ………………………………………………… 92

我流の産業医修行

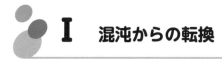

I 混沌からの転換

1．清水焼の登り窯見物が契機に

　1970年代以降の京都の（いわゆる）中小企業の限られた経験しかないが、労働現場を我流で駆け回った修業時代を写真も添えて振り返ることとしたい。繰り言になるがご寛容願いたい。

　学生時代は、安保闘争、東京オリンピック、新幹線開業、公害、さらには大学改革や医師インターン制度改革などが続いて騒々しかったが、気分は明るかった。講義では、じん肺、ベンゼン中毒、職業がん、キーパンチャー病、局所振動障害、四日市喘息、水俣病、イタイイタイ病など、また国民皆保険制度、高齢化問題などのホットな話題に満ちていた。

　そんな時代の大学医学部専門課程3年の時に、学生実習のレポートの相談に公衆衛生学教室を訪ねた折に、「今から清水焼の登り窯を見学に行くから一緒に行かないか…」と教室の錚々たる先生方に誘われて焼き物工場を訪れたのが、労働衛生に関心を持ったはじめであった。以来、公衆衛生学教室によく出入りするようになった。

　インターンを終えた1965年4月から、幸運にも公衆衛生学教室の助手に採用された。当時は西尾雅七教授が主宰された社会医学全般の調査研究班、佐野晴洋助教授主宰のポルフィリン・ヘムタンパク質研究班、池田正之講師率いる有機溶剤中毒・代謝の研究班があり、切磋琢磨しながら研究を行っていた。そんな中で私は、後に医学部長や滋賀医科大学学長を歴任された恩師佐野晴洋先生の研究室の一員となり、ポルフィリン生化学の基礎の勉強とプロトポルフィリンと鉄からヘムが生成される反応機構の研究を始めた。

　教室は、社会との窓も広く開けられていた。西尾教授の研究室には常に多方面の研究者が出入りし、また後に東北大学・京都大学名誉教授になられた池田先生は精力的な動物実験のほかに工場現場に

I　混沌からの転換

も足繁く通っておられた。佐野研究班にも、財団法人京都工場保健会所長の（故）乾修然先生や労働基準局の専門官などが頻繁に訪れ、検査法や鉛中毒患者の管理、企業の労働衛生管理の状況について意見交換をすることが多かった。当然、附属病院や健診機関等から依頼されるポルフィリン体の分析、コプロポルフィリンの測定研修会、有機溶剤等の有害化学物質や騒音がある職場の特殊健康診断や環境測定にも関与するようになり、徐々に事業場の労働衛生の実務の一端にも馴染んでいった。

　ところが1966年ごろから大学紛争が激しくなり、学生も大学院生も無給医も若手教官もともに当事者となり混乱が続いた。やがてインターン制度に代わる2年間の研修医制度が動き出し、旧制度の若手医師たちも転勤や留学で異動した。人間は、意図と反する状況下では忍耐の限界は3、4年らしい。自分の研究も、鉄・硫黄錯体ができると酵素が介在してもしなくてもヘムが生成される事実を何とか見い出せたのを機に、改めて労働衛生の勉強をする気になり転換することになった。大学紛争の収穫は、基礎・臨床・職階・専門を超えた知人を得たことだったが、国や大学の管理者が変に賢明になり、若者は無関心と自己中心的になって終わった。

2．特殊健康診断に浸る

　佐野先生と乾先生の計らいで㈶京都工場保健会（以下、保健会）に移った。保健会は成長期の盛りで、医師不足の中で業務の増加と高度化に注力していた。当時、他の類似の機関では企業の定期健康診断と学校検診が中心であった。最初の数か月は、何も考えずに有害業務従事者の特殊健康診断に没頭した。

　保健会の規模は全国でも中位であったが、総合的な労働衛生機関を目指して体制を強化中だった。特に、組織発足の目的が中小企業[注]の共同健康管理であったため賛同する企業の会員制度で運営されていた。年報を見ると1969年の傘下の企業数は211、労働者数40,801、とあり、87％が300人未満の企業である。乾先生の戦略で、労働衛生

— 2 —

2. 特殊健康診断に浸る

部門の人材強化の結果、大学文系出身者や衛生技師等の専門資格者、保健師などが補強され、さらに私の入職を機に職業病管理部を立ち上げて総勢約10余人が専属で特殊健康診断、労働衛生検査、環境測定、体力づくり活動、などに従事する体制ができていた。

そんな中に飛び込んだ私の初年度1972年の日程表を見ると、8か月間で出張した特殊健康診断は40数企業（60数事業所）、延べ約120回訪問となっている。診察した作業者もじん肺健診者等を除いて7千人を超えた。じん肺と結核の健診と管理は伝統の専門部門があって、新米医師には役目がなかった。訪れた有害職場は、有機溶剤、鉛が多く、特定化学物質、粉じん、騒音、電離放射線、重量物、打鍵作業、保育・介護職場、震動工具取扱い職場、など労働省通達で示された主たる有害作業がほとんど含まれていた。

1年目の印象は、一口で言うと刺激的で楽しかった。同会の方針と体制のお蔭で、いわゆる企業外労働衛生機関としては例外的なほど先進的な事案や調査依頼があり、それらに関与することができた。鉛をはじめとする有害物質による障害、白ろう病、キーパンチャー病、腰痛などの症例追跡や現場調査、労働生理負担調査、などで充実した日々であった。

特殊健康診断では、ある方針で臨んだ。事業場を訪れた時は必ず作業現場を見て廻るという方針だ。まず健診の準備をしている間にサッと垣間見てから診察を始め、"あの職場のあの作業ですね…"などと会話しながら作業負担を推量し、休憩や終了後に改めて作業現場を巡視した。大きな工場や事業所では実行できないこともあったが、事前に依頼するとほぼどこも協力してくれた。

或る時、健診から帰ると乾先生に呼ばれて、"君、今日行った工場で何してきたんや？…"と尋ねられた。"？、いえ、特別何も…"と答えると、それ以上は何も言われなかった。察するに、企業側から「今日来た若い医者は何者か…」などと電話があったのだろう。その後も似たような問い合わせがあったようだが、先生が呑み込んで下さったようで何も起こらなかった。しかし、あの一言は忘れられな

— 3 —

い警句となった。

3．鉛取扱い職場の健康管理

　経験が浅い産業医であったが、ほぼ自前でできたことは鉛取扱い工場の指導や鉛中毒患者のフォローアップだった。当時は中等度曝露の時代で、主に造血系の検査と気中鉛の測定で対処できた。ポルフィリン代謝物検査はともかく尿や血液や気中鉛の分析は手間がかかるので診療と両立しにくい。幸い優れた技術員による協力があったので他の特殊健診に先立って、まず鉛職場の管理から体制を強化した。当時の記録を見ると年間の鉛健診受診者は約3千人で有所見率は20％を超えていた。患者も2桁近くいるようであった。

　環境及び尿・血液の検査精度を確認しながら、2次精密検査を徹底し、結果を見て最終判定、つまり労災に該当するかしないかまで判断して企業の指導を始めた。今なら当然であるが、当時は検査が進むほど現場の反応が鈍くなることが多かった。鉛ガラス釉薬使用の電気抵抗器製造工場（鉛作業従事者10人前後が2社。**写真1、2**）、鉛蓄電池工場（20～60人の事業場が3社。**写真3～6**）が問題のある事業場だった。ハンダ付け作業者は企業規模にかかわらず多かったが、持続的な有所見者は少なかった。一般の蓄電池組み立て工場の作業は、電極のハンダ付けの鉛ヒューム曝露と鉛電極の切断・積み重ね等での鉛粉じん曝露が主であり、工場側も苦労して排気と除

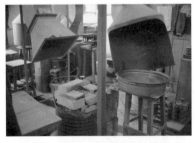

写真1　鉛ガラス施釉抵抗器焼成
　　　　立炉・1971年

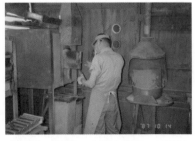

写真2　写真1の改良横炉・1987年

3．鉛取扱い職場の健康管理

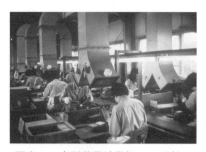

写真3　小型蓄電池電極ハンダ付け作業・1974年

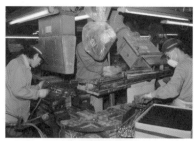

写真4　自動車用蓄電池電極ハンダ付け作業・1974年

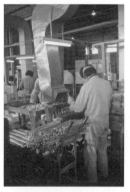

写真5　大型蓄電池電極ハンダ付け作業・1974年

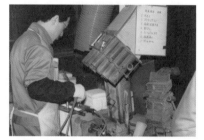

写真6　ヒューム吸入口を改善した工場の例・1985年

じん装置に工夫を重ねていた。しかし環境は変化しないのに代謝物等の所見が悪化することがしばしば見られた。それらを探索すると、排気装置等の保守不備、電力節約目的の装置の一時停止、好況時の残業時間の増加などの原因があった。工場幹部との面談、従業員全員への衛生講話、事後措置と保健指導、職場巡視の重要さに気づかされた。

　労災認定基準の1項にはコプロポルフィリンの値で示されていたが、保健会ではALA（δアミノレブリン酸）の測定も通常化していた。そのため労働省安全衛生課に電話して担当官を説得し、ALA値を便宜的に認定に用いることの了解を得た。事業場側に円満に労災

I 混沌からの転換

を受け入れてもらうための努力の一つだった。

　また、環境改善と鉛中毒者の作業中止や経過観察等に応じないF工場に対して、労働基準監督署及び労働衛生機関担当医（筆者）の三者が文書で協定を結び、定期的にデータに基づいた検討会を行い、治療や配置転換、作業場改善等を協議する場を作った。2年余続けるうちに効果が現われ、作業転換や定期的な精密検査が定着し作業者の顔色（鉛蒼白）もよくなった。

注）本書で用いた「中小企業」「小（規模）事業場」等の用語は、労働安全衛生法を参考に当時の慣用的な用法によった。製造業においては、従業員数がおおむね300人以上の企業を大企業、同300人未満の企業を中小企業、その他の業種では従業員数が50人未満の企業・事業場を「小（規模）事業場」として用いた。その他、規模を特定しない「企業」・「工場」・「事業場」も併せ用いた。

参考資料

1）京都工場保健会年史編集委員会編：労働衛生四十年、1983
2）徳永力雄：写真資料・労働現場の姿－1970～2004年－、2008

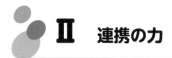

II　連携の力

1．我流の推進力

　一般に我流はよくないこととされている。我流に陥らないために、教育機関がありコーチがいる。一方で、始祖や教祖には我流で道を究めた人が少なからず存在しているようだ。長年、大学に身を置いてきたが、いわゆる教授と称するプロフェッショナルは、研究については、仮説からスタートして実証していく手法について正統な訓練を経てキャリアを積んだ人が選ばれることになっている。しかし、大学教育や管理や研究費経理についてそれなりの訓練をつんだ人は少なく、ほとんどが我流の試行錯誤を積み重ねながら教育と組織管理に従事し苦労しているといえる。産業医については、産業医科大学と日本医師会認定産業医制度そして日本産業衛生学会専門医制度ができるまでは、一部の大学・大学院・研究所を除いて専門的な卒後研修は行われず、いわばほとんど我流であった。筆者は産業医研修システムができる直前にこの道に入ったので、まさに我流で歩き始めざるを得なかった。1974年に労働衛生コンサルタント試験に合格して曲がりなりにも専門資格者となったが、これとて制度発足時の恩恵に与るところが多く、現在のような客観的な規準に基づく認証を経て得た資格とは思えない。あえて言えば研究生活で得たささやかな技術と度胸で何とか生き残ってきたと言える。

　我流の長所は、経験等で獲得した知識や技術はしっかりと身に付いていることであろう。企業規模を問わず産業医にとっての教師・指導者は、現場そのもの（職場、作業環境、従業員、衛生管理者等のスタッフ等）である。それに現場に対する本人の感受性であろう。身近に医師や行政の先達や事業場の理解者・助力者がいればなお有難い。幸い筆者はこのような先輩と同輩に恵まれていた。一方、我流の修行において困ったのは、衛生工学、人間工学、心理学、社会

学、行政・法律、などの知識と臨床的経験が貧困なことだった。勿論大学や研究室の教育の所為ではなく自身の不勉強の所為ではあった。一応この分野の無知を自覚したということで不得意領域への深入りは避けるようにした。現在の認定産業医や学会専門医の方々は系統的な知識は我々より数段に豊富でしかも勉強熱心である。やや気になるのは作業現場での環境測定や労働負担評価の機会が少ないことだろうか。ともあれ、我流を自認して弱点を補強しながら、働く人々のため、現場に向かって猪突猛進することを多としたい。

2．故鉛精錬工場の環境

　鉛中毒について追加する。学生時代から"故鉛精錬工場"という言葉は聞いており、学会や論文での見聞もあったが、労働省委託巡回特殊健康診断において故鉛精錬工場の従業員がいることを改めて知った。幸い受診者は軽い所見があったのみで精密検査の対象にはならなかったがなんとなく心に残った。当時、日本全国で30社弱の中小の故鉛再生工場が稼働し、京都府内にも2つの事業場があり、その従業員の一部が巡回特殊健康診断を受診していたわけである。この巡回健診の数年後に労基局の衛生特別指導事業場となり、労働衛生指導医として監督署スタッフと協働して環境改善や健康管理に関与することになった。2事業場とも共通して住宅地から遠く離れた山間地に立地し、鉛含有量が高い煤煙を大気中に大量に放散しており、工場敷地には鉛粉じんが堆積していた。故鉛精錬工場は流通機構の末端で価格変動の激しい業界に位置していたため、環境管理や労働衛生管理が遅れ、従業員の定着率も悪く経営者も交代するなど、その場限りの対応に明け暮れていたようである。

　より深く関与することになった直接のきっかけは、地元で環境汚染による紛争が生じ、しかもそのうちの1社の従業員が急性腹症で入院し、危うく開腹手術をする事態が発生したためだった。幸いに主治医のひらめきにより鉛疝痛が疑われて手術は免れた。

　当該工場では、国内・国外から回収された大小様々な廃蓄電池を

2．故鉛精錬工場の環境

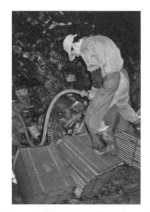

写真7　廃蓄電池の解体作業・1981年

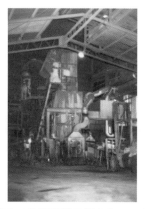

写真9　故鉛精錬工場のキューポラ
　　　角形炉・1981年

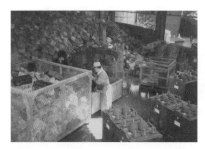

写真8　廃蓄電池解体分別作業・1981年

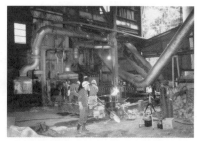

写真10　写真9の精錬炉周辺・1981年

解体して再生鉛地金を製造していた。工程は、廃蓄電池の解体（**写真7**）、分別（**写真8**）、鉛極板等の巣（す）鉛処理、精錬（**写真9**）、プラスティック・鉄等の廃材処理、硫酸処理に大別される。中核は、巣鉛の溶解・精錬により純度99.99％以上の再生鉛地金（3号硬鉛等）を製造する工程である。キューポラ角形炉周辺（**写真10**）や排じんダクト（**写真11**）、ダクト排じん掻き出し口

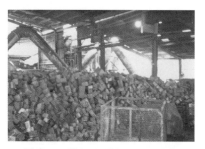

写真11　排じんダクト・1981年

— 9 —

II 連携の力

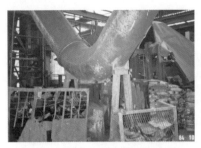

写真12　ダクト排じん掻き出し口周辺・1981年

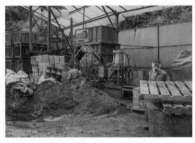

写真13　掻き出し排じんの袋詰め作業・1981年

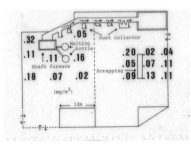

写真14　工場全体の気中鉛量測定結果・1981年

（**写真12**）、屋外の排じん袋詰め作業域（**写真13**）で特に鉛ヒュームや鉛粉じんの発散が大きかった。監督官等とともに度々立ち入り調査を行い、事業場に指示して作業環境測定認証機関に鉛の環境濃度を測定してもらった（**写真14**）。炉周辺の気中鉛濃度は0.11mg/m^3〜0.32mg/m^3、蓄電池の解体・鉛極板回収作業周辺では0.02mg/m^3〜0.20mg/m^3、排じんダクト周辺の濃度は0.05mg/m^3、などであった。

　同じく、事業場が実施した炉・精錬作業者10人と廃蓄電池解体等作業者12人の鉛中毒特殊健康診断の筆者らの結果は、**表1**の如くであった。平均年齢は両群ともに48歳、平均勤続年数は前者が4.1年、後者が4.4年であった。尿中・血中鉛や尿 ALA（δアミノレブリン酸）の値からも鉛の高濃度曝露が窺がわれ、解体等作業者と精錬作業者もほとんど差がなく、工場全体が鉛に汚染されていたといえる。

　その後この工場とは関係がなくなり状況が不明だったが、最近ISO認証も受けて現在も活発に稼働していることがわかり、昔の関係者として幾分気持ちが和らいだ。

表1　故鉛精錬工場従業員の検査所見　算術平均（標準偏差）

	炉精錬作業者10人	蓄電池解体等作業者12人
尿コプロポルフィリン（μg/l）	653　（552）	278　（190）
尿δアミノレブリン酸（mg/l）	27.8　（25.9）	17.3　（17.7）
尿中鉛（μg/l）	217　（98）	127　（73）
血中鉛（μg/dl）	61　（20）	55　（15）
血液ヘモグロビン量（g/dl）	13.4　（1.6）	14.9　（1.3）

3．慢性ベリリウム肺症に出会う

　産業医になって間もない1972年5月のある日、上司の乾修然先生が1枚の胸部X線写真（**写真15**）を見せながら"君、これ何だと思う…"と問いかけられた。見れば左右の中央部から上肺野にかけて密なスリガラス様陰影が全肺野の60～70％を覆っていた。X線写真には弱かったが、"じん肺か粟粒結核では…"と答えると、"まあよかろう。実は大学の教授たちにも見てもらったが、結核ではなさそうでじん肺か何かの肺症のようでこれ以上は分からないと言われた…""私は、ベリリウムによる肺症ではないかと思っているのだが…"。筆者の怪訝な顔を見たのか、別の冊子を取り出して、"この患

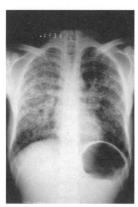

写真15　慢性ベリリウム肺発病時の
　　　　胸部X線写真・1971年

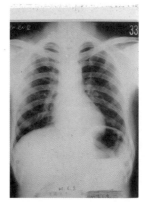

写真16　同左患者の発病6か月前の
　　　　X線写真・1971年

者が働いていた隣県にある工場のカタログの中に、酸化ベリリウム
がある、これが怪しい！"と、すでに会社の製品カタログを手に入
れて調べておられた。"ベリリウム障害は、大変稀なものでは？"と
言うと、"頭が固いね。これからすぐ調べよう！"。という次第でベ
リリウム肺症に出会い、約1年間企業や専門家たちの間を走り廻る
ことになった。その後の経過の概要は、今は廃刊となった中央労働
災害防止協会発行の「労働衛生」[1]に記したほか、京都大学胸部疾患
研究所教授だった泉孝英先生らの論文[2]に詳しい。

　筆者が先ず行ったことは、ベリリウム障害研究の第1人者であっ
た名古屋市立大学の島正吾先生（当時）を訪ねて教えを乞い、パッ
チテスト用の1％フッ化ベリリウム酸ナトリウム溶液を頂いて今後
の検査や治療についてのアドバイスを受けたことだった。島教授の
意見では、X線写真と作業歴等の話を聞く限りではベリリウム曝露
状況が不明確なこと、パッチテスト陽性や尿・肺組織からのBeの
検出、組織標本の所見などは、曝露の証拠にはなるが症状との因果
関係の証拠にはならないこと、経過を見ながら総合的に判断する必
要があること等であった。帰って2日後には患者の勤務先の工場と
入院先の病院に行って関係者に面談した。幸い工場は極めて協力的
で、その5日後には飛行機で経営者ともども九州の別の工場にも乾
先生と一緒に調査に訪れることができた。一方で、京大胸部研の泉
教授にも相談を重ねた。

　患者（男性、31歳）は、6か月前の1971年11月に倦怠感と呼吸困
難で発病し粟粒結核の診断で抗結核薬による治療を受けていたが、
効果がないため主治医が不審に思い化学性肺炎を疑って乾先生に照
会がきたものであった。ベリリウムを疑った乾先生の直観は結果的
にも正しかったわけだが、文献や島教授の経験に照らすとベリリウ
ム曝露歴が乏しいのが難点だった。職場の同僚などに聴取したとこ
ろ、患者のいた職場では、通常は酸化アルミニウム94〜99％と結着
剤（ワックスエマルジョン）を主原料に内径4cm×長さ60cmの
ゴム製加圧筒に詰めて、加圧成型する作業（**写真17**）で、1968年か

— 12 —

3. 慢性ベリリウム肺症に出会う

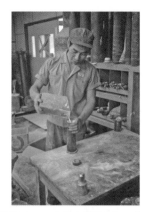

写真17　アルミナ粉ラバープレス
　　　　作業・1972年

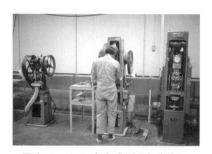

写真18　BeO含有成型品切削加工
　　　　作業・1972年

ら月に1回程度不定期に酸化ベリリウムの紛体を材料とする成型プレス作業も行われていた。当該患者は、1971年6月と9月に約1.5kgの酸化ベリリウム等の紛体（BeO 96％、$MgO+SiO_2+CaCO_3$ を4％）を加圧プレスする作業に1回15分前後、延べ3～4回従事したという。作業時にはBeOの危険性は知らされていたようであるが、特別の防御装置の設置や保護具は装着していなかった。職場全体の環境は、粉じん職場として相応の局所排気設備は整っていたが、防じんマスクは装着していなかった。

1972年以降はBeO使用工程は九州工場に移管しており、念のため九州の工場も訪問した。そこでは、成型固化したBeO含有製品を切削加工する工程（**写真18**）があり、特定化学物質であるBeOの毒性の表示をはじめ囲い込みフード等の設置や床の水洗等の配慮がされており、特段の不備は見当たらなかった。

当時既にBeの許容濃度は0.002ppmで米国での職業性中毒やベリリウム使用工場の排煙による住民の大量被災と死亡例が成書に記載されており、それらを勘案するとこの事例の作業環境は安全とは言えない状態であったと考えられた。

患者の症状経過は、後に入手した1971年春のじん肺X線検査所見（**写真16**）は正常、10月にはマラソン大会出場、12月に全身倦怠、呼吸困難、胸部X線異常陰影（**写真15**）で入院、粟粒結核の疑いで抗

Ⅱ　連携の力

結核薬の化学療法を受けたが効果がなかった。そのため、1972年5月よりサルコイドーシス等の疑いでステロイド剤投薬を受けて症状の小康と胸部X線所見の改善をみていた。その後、確定診断のために1973年1月に京大胸部研に転院しバイオプシー等の精検が行われ、爾来同研究所の泉先生らによる治療と探索が行われた。保健会検査部でも患者の尿中Beや生検肺組織中Beを測定した。これら一連の経過を踏まえて、1973年春に関係者一同が集まって症例検討会を行い、慢性ベリリウム肺症として対処することになり、業務上疾病として認定された。

　またさらに、泉先生らは、患者が結核に似たX線所見を示していたことを踏まえて近隣の病院と連携した調査を行い、上述文献のように同じ工場の従業員から1975年までに計7名（うち女性3人）の患者が発見され、さらに後にも数名が追加発見された。注目すべきことは、伝票の受け渡しに作業場に出入りした女性事務員や製品検査作業に従事し明確な曝露歴が把握できなかった女性の従業員にも発症したことである。患者の家族や一般従業員の被曝の可能性も推測されたが、総合的な調査は行われなかった。

　この事例は、臨床医にとっても産業医にとっても貴重な症例で多くの示唆を残した。駆け出し産業医の筆者にとってもインパクトが大きく忘れることができない。ベテラン産業医の直観と行動力、ベリリウム障害研究者の指導、大学専門医の技術力と探究心、地域臨床医の協力、労働衛生機関と企業との信頼関係などが一体となって、正に歯車がかみ合った「連携の力」の賜物といえよう。

参考資料

1）徳永力雄：微量ばく露の恐怖、労働衛生、Vol.24,No6, 40-41,1983
2）Izumi T. et al：The first seven cases of chronic beryllium disease in ceramic factory workers in Japan、Ann NY Acad Sci,Vol.278,636-653,1976

Ⅲ 労働態様型職業病の登場

1．コンピューター化の波

　学生時代、コンピューター関係の授業は皆無だったが、キーパンチャーの腱鞘炎や穿孔機の作業管理基準の話は知っていた。しかし患者さんに接する機会はなかった。1972年に保健会に入職してみると、同会では既にキーパンチャー等の打鍵作業者の健康診断を年間約500件行っていた。精密検査のための職業病外来を開設すると、キーパンチャーばかりでなくチェーンソーなど震動工具や重量物取扱い者の受診や、小規模事業場（以下、小事業場）の衛生担当者の相談が増加してきた。職場と労働者の健康不安の要因が従来とは異なる労働態様型にシフトしてきたことを感じさせた。

2．職場見学と学会で流れを知る

　当時のデータ入力用の端末機は大型タイプライターに似た機械だった（**写真19、20**）。キーボードの押圧力も数百グラムから2kg前後まであり、打鍵機保全のため冷房の効いた特別室に設置して作業者よりも機器の方が大事にされていた。1964年労働省通達の穿孔機

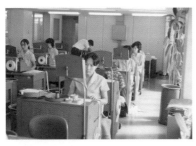
写真19　A市キーパンチャー室・1972年

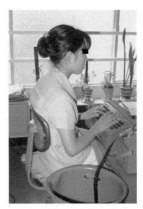
写真20　A市キーパンチャーと穿孔機・1972年

Ⅲ 労働態様型職業病の登場

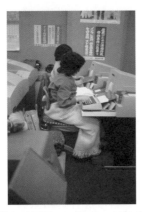

写真21 K市キーパンチャー室・1973年

等の作業管理基準では、1日4万タッチ以下、打鍵作業時間1日5時間以内、休憩室の設置、などとなっており、関西のA市のキーパンチャーの平均タッチ数は3万前後だったが、長い休憩時間には休憩室に閉じこもって体を温めていた。K市の打鍵室は狭隘で低室温の環境（**写真21**）だった。別の小事業場ではソロバンが打鍵機に替わったのみでワークステーションの概念はなかったし、パソコンを導入した企業からはコスト削減と機器の有効活用を狙って24時間体制について相談される始末であった。スーパーマーケット・レジ係の腱鞘炎も話題となっていた。1日5時間の打鍵作業時間制限は、打鍵専任者の配置とその非効率に気づいた企業側が、間もなくジョブ・シェアーで複数の業務を行う形態に変化していったのは当然といえた。

一方産業医の側にも、検査・診断体制や地域の診療所・病院との連携などにおいて課題があった。この領域の経験が乏しかった筆者は、職場訪問や日本産業衛生学会の諸研究会へ参加するとともに、当時関西医科大学衛生学教室で精力的な調査研究をされていた細川汀先生とその実地調査班に参加して研修させていただいた。産衛学会の頸肩腕症候群専門委員会の報告書が公表された1974年頃の学会場は、常に大入り満員で白熱の議論が行われていた。頸肩腕障害という病名や疾病概念・病態分類は従来にはない斬新な提案だったが、他の分野の医師や研究者などからの批判もあり、日本産業衛生学会会員の間でも病態把握、症度の定義、治療法、作業管理、労災認定などを巡って議論百出だった。

企業や労働衛生機関など健康管理の現場では、上記委員会編の自覚症状・日常生活の不便苦痛、作業条件の調査票、並びに健康診断

の手引きを参考に、問診、診察、運動・末梢循環機能・知覚検査などが行われていた。中毒やじん肺等の従来の職業病と異なり、新しい検査法や診断法を工夫しながらの narrative health check というか「総合的な」作業・健康チェックが必要だった。今振り返ると、産衛学会の各種委員会・研究会の取組みは、先進的で国際的にも優れたものだったと改めて思う。

　実地研修を重ねて多少の蓄積ができ始めたころ、大きな実態調査が続けて舞い込んできた。保母等社会福祉施設職員の健康障害及び林業労働者の局所振動障害の実態調査、それに刺繍レース工場の頸肩腕障害と腰痛の集団発症への対応である。保母等社会福祉施設職員と林業労働者の障害は後述することにして、1973年に発生した刺繍レース工場の事例は特異的な経験だったので先に述べたい。

3. 複合労働負担による筋骨格系障害

　1973年に刺繍レース工場（Ｎ社、従業員数約260人）で頸肩腕障害と腰痛の労災患者多発事件が発生した。実際に問題が起こってから数週間後に、工場の総務部長が相談に訪れた。聞けば数人の女性従業員が高度の筋肉痛などになり休業加療になったのを契機に同様の症状を訴える従業員が増加する中、労働組合もできて安全衛生対応に苦慮しているという。早速、所長の乾先生とともに事情調査を始めたところ、伝統ある会社でありながら健康管理体制など基本が整っていなかった。新たに保健会に入会してもらい、安全衛生委員会も立ち上げて特別チームで支援することになった。

　患者達が受診していた診療所の了解を得て、入院中の患者従業員２名を診察したところ、重症の１人は衣服の着脱も看護師の介助が必要で、上肢と頸部から背腰部にかけて発熱腫脹し握力も測定不能、という状態だった。

　工場は、繊維産業の古き良き時代の伝統の一端を維持したナイーブなところで、我々の提案をすべて受け入れ、短期間のうちに実態調査、全員の特別健康診断、安全衛生委員会の開催、全従業員への

Ⅲ　労働態様型職業病の登場

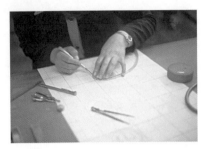

写真22　N社刺繡原図の拡大製図作業・1973年

衛生教育、治療機関との打ち合わせやフォローアップ体制、などの実務が推進された。

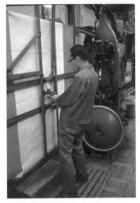

写真23　バントグラフとパンチング・1973年

　労働態様は以下のようであった。刺繡レース機（スイスかドイツ製の改良シフリー機）の10ヤール機（長さ12m、高さ3m）40台、15ヤール機（長さ16m、高さ3m）15台を用いて、約120人の製繡機作業者、その他（意匠・糸くり・仕上げ等）作業者約120人、計約240人の女性従業員と、男性10数人で操業していた。

　作業手順は、①意匠：カーブ定規等を用いて刺繡原図を6倍に拡大模写し（**写真22**）、刺繡の誘導線（ステッチ）を引き、バントグラフを用いて約20cm幅のロール厚紙に穿孔（パンチング、**写真23**）して刺繡手順を入力する。②製繡機作業：先ずパンチした厚紙ロールを刺繡レース機にセットし、原布生地の柄合わせ及び糸替え（刺繡針は10ヤール機には692本、15ヤール機には1,024本あり、柄によってすべての針や1本又は数本とばして糸を通す）、糸切れ等の監視と糸付替え（幅20cmの踏み台；上段床上70cm・下段同34cmの上を移動しながら作業。**写真24、25、26**）、他機の応援、織り上げた生地の取り外しを行う。③刺繡完了後：生地（10〜15kg）の運搬、ほどき、補整・仕上げ等を行う。作業者は製図とパンチングが各5〜6人、製繡機は1機あたり表1人・裏1人・班長3機に1人（合計125人）、その他の作業者約120人である。

3. 複合労働負担による筋骨格系障害

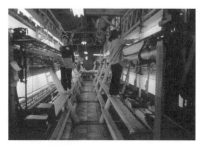

写真24　刺繍レース機（シフリー機）・1973年

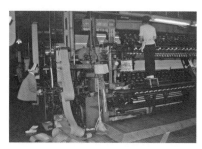

写真25　製繍機作業（その1）・1973年

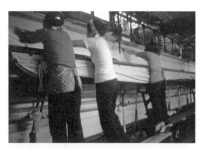

写真26　製繍機作業（その2、生地架け替え）・1973年

　負担が大きい作業は、生地の架け替え（高級で精細な服地は2日に1回、単純な服地は1日3〜5回）など製繍機の操作・調整、製図(誘導線引き1日1,000〜1,200本)、バントグラフによるパンチング（1日4,000〜6,000回）での上肢負担と全身の静的筋緊張、生地架け替えや柄合わせでの前傾・中腰・上肢伸展位での握力発揮と力仕事、踏台上での移動・監視・手作業、生地等の運搬、自発休憩・椅子使用の禁止等の作業基準、などが考えられた。さらに時間的・心理的・物理的な負荷要因として、早朝から準夜にわたる2交替勤務制（早出；5：30〜14：00、朝昼食休憩各30分、実働7.5時間。遅出；14：00〜22：15、夕食休憩45分、実働7.5時間。他に既婚者・高年齢者は定時勤務；8：15〜16：30、昼食休憩45分、実働7.5時間）、配置人員1機3人から2.3人への削減、冬季の寒冷環境、作業量向上督励図表の掲示、従前実施していた大型外国製刺繍機操作のための体格適性検査の廃止による労働適性の変化、などの複合的影響が窺がわれた。

　初回の健康診断の結果は、**表2**の通りである。受診者の年齢は、製繍作業者の92％、その他作業者の51％が30歳未満であった。局所

Ⅲ 労働態様型職業病の登場

表2 刺繍レース工場女性従業員の健康診断所見　＊算術平均（標準偏差）

	健常群 127人	要注意群 75人	要治療群 27人
年　　齢（年）	28（ 9.5）＊	26（ 8.8）＊	27（ 6.8）＊
経験年数（年）	10（ 9.6）	8（ 8.0）	10（ 7.7）
握　　力（kg）	29（ 4.7）	26（ 4.7）	20（ 7.4）
背 筋 力（kg）	69（14.4）	56（16.7）	43（17.2）
手腕の筋痛がある（％）	8	57	93
背腰部痛がある（％）	14	71	89
正中神経伸展テスト陽性（％）	0	33	78

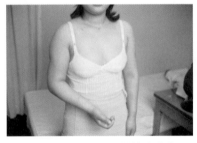
写真27　初診時の製繍機作業者
　　　　（上半身正面）・1973年

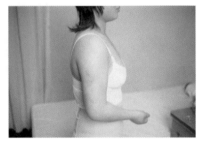
写真28　初診時の製繍機作業者
　　　　（上半身側面）・1973年

　症状の訴えは、腰背部痛、関節痛が多く、上肢痛や頸肩腕痛がこれらに次いだ。要治療群27人中26人が後日労災に認定された。

　入院加療中の1人（**写真27、28**）は、初診時はボタンや衣服の着脱が不可能で右腕は腫脹のため肘が伸ばせなかった。また、四肢と頸・背腰部の筋群が硬直して運動制限が強く握力等は測定困難だった。他の一名は握力が約5kgで筋硬直はなかったが疼痛と圧痛が顕著だった。両名とも疼痛のため整形外科診療所を受診し休業・入院したが作業中止により自覚症状と筋腫脹・疼痛が数週間にわたって増悪した。前者は、約1年後に職場復帰を希望したため、工場担当者と協議して医務室の看護師付補助員として不定期に短時間出勤して経過を見ることになった。当初は半日出勤してその場にいるのが精一杯の状態であったが、徐々に書類配達等の軽微な作業ができる

までに回復した。発症4年後においてなお手指振せんが顕著で知覚鈍麻があり書字は困難であったが、製繡作業に復帰することなく7、8年後に退職した。

　通院者と作業軽減者が続出したことにより、工場は特別操業体制を余儀なくされ、労使交渉と安全衛生委員会の協議によって就業時間内の通院加療は届け出れば任意となった。また、通院者のための軽作業職場（リハビリ職場）を新設した。腰痛予防等の職場体操も開始し、全身を使う製繡作業への復帰目的で近隣にある市営体育館でのリハビリ体操教室を主治医・体育館職員・保健会と共同で定期的に開催した。

　これらの事後措置と保健指導はその内容が最適であったか否かは確信がないが、対応としては前例がないほど順調に行われた。しかし工場全体の生産性は著しく低下した。患者群の四肢の筋力低下の回復の遅さ、及び全身の体力を使う労働集約型操業への影響は想像以上であった。一般の製造業の省力化が進む中で人間工学的改善ができずに技術革新の波に抗しきれなかった善良な企業の脆弱さを目の当たりにして、複雑な心境が残る事例であった。

参考資料

1）徳永力雄、乾修然、関美彦：製繡工場従業員にみられた頸肩腕障害の症例、第48回日本産業衛生学会講演集342, 1975

Ⅳ 中毒まなこから筋肉まなこへ

1．見えはじめた手腕作業負担

　文献や学界情報に限らず、目的をもって行動的に探索しないとよい情報を手に入れたり、実態を知ることは困難である。いささか受け身的態度の筆者に、古典的な中毒中心の眼（まなこ）から手腕等の筋骨格系負担の探索眼を刺激してくれたのは頸肩腕障害の患者さんだった。かねて渓流釣りや山菜取りを趣味にしているが、山や川をしつこく見ているといつしかワラビ眼やアマゴ眼になって収穫を増やすのと似ている。

　キーパンチャーの腱鞘炎が、より広義の頸肩腕障害として定義され企業で打鍵作業など座業での手指・腕の反復作業による多様な病態の障害が社会で認知されるまでにおよそ10年を要した。作業者の多くが手腕の痛み・だるさ・こり・しびれなどの局所症状を訴え、重症者は苦痛のあまり精神症状を呈したり自殺する患者も出た。エネルギー消費型の重筋労働による疲弊を見慣れた現場の者には、座って行う手作業の負担と局所疲労の実態を想像することができなかったのに違いない。メディアや先輩研究者の体験談を聞いただけの筆者も実のところ重症者の病態や作業現場の状況をありのままに認識してはいなかった。まさに作業と病態の真の姿が見えていなかったのである。患者の訴えを多くの医師が「愁訴」と称し、一部の医師は「○○症候群」と名付けていたことからも医療側の認識の状況が窺がわれる。1972年に労働衛生の現場に出てきてまもなく、筆者自身がいわゆるキーパンチャー健診も担当しなければならなくなり、研修のため細川汀先生に依頼して重症患者の病床を訪ねる機会を得た。患者さんは暗幕で照度を抑えた暗い病室のベッドに横たわっており、先生が患者さんと簡単な会話を交わすのを傍で聴いていた。聴きながら学生時代の狂犬病の臨床講義を思い出した。1960年前後

の打鍵作業の現場では1日に5万タッチ、10万タッチの作業者も稀でなく発症後の治療も手探りの難治例が少なくなかった。1964年のキーパンチ等打鍵作業管理基準が施行されたことで、ようやく現場での作業負担の認識と"作業を管理する"意識が芽生え始めた時代であった。

2. 頸肩腕障害の遷延事例

生の現場に出はじめた頃は、4万タッチを超える職場はほとんどなく、作業者の自他覚症状と所見も重篤なケースは少なく、愁訴という表現もさほど不自然ではなかった。そんな時に前項でふれた刺繍レース工場筋骨格系障害の事例に出会い、実践的健康管理を初歩から体験することができた。相前後して、手腕の反復使用による腱鞘炎や運動障害の例、外国の研究者が食肉加工等の作業者の症例に反復障害（repetitive syndrome）と命名したのと同類に違いない例を経験したのでそれについて略記する。

(1) 秘書の腱鞘炎

50歳代の小事業場の女性事務員で、職務は社長秘書を兼ねた一般事務であった。社長が亡くなって葬儀関係の郵便物約2千枚の「宛名書き」を1人で集中して行ったところ、前腕と手指の筋腫脹と疼痛が悪化して私どもの保健会職業病外来を受診した。筆記作業による腱鞘炎の経験は初めてだったが、とりあえず局所の安静と1か月の休業、近医による治療を指導し、会社の衛生管理者にも事後措置を依頼した。記録がないため数値などは記せないが、体格はやせ形長身で特記すべき特徴はなく職場巡視は行わなかった。症状は1か月くらいで軽快する予想とは異なり長期化した。患者の経過観察は当初は毎週、やがて2〜4週ごとに行ったが、回復は想像以上に遅く、結局通常の作業に復帰するのに1年余を要した。

(2) 洋菓子製造社員の手腕障害

　近畿では有名な洋菓子製造会社の40歳前後の女性従業員だった。多分1973年12月最終週で、年末の外来診療最後の日だった。右前腕と手指が腫脹発熱して動かせない状態でかつ左右の上腕から肩甲部にかけて筋肉の硬結と疼痛がひどかった。問診するとクリスマス・ケーキのデコレーション作業に従事し、特にクリスマス前の1か月間は連続で多忙だったという。ケーキ製造が終了した数日後に手腕の疼痛と腫脹が憎悪して我慢できなくなって受診した。曲げ伸ばしができない腫れあがった手腕を一目看て数か月の安静加療が必要と判断し、衛生管理者ともども保健指導を行った。この患者さんは、結局半年ほど観察できたが詳細な診察記録が手元に残っていないのは残念である。

　後日、このケーキ製造職場を見学することができた（**写真29、30**）。ベルトコンベアーに乗って流れてくる円盤状の多数のケーキ台にクリームを入れた布製絞り袋（長さ約50cm）を両手で抱えて効き手で絞りながら飾り模様をつける作業で、女性作業者20人余が流れ作業で行っていた。残念ながら、絞り袋の重量や1連続作業時間、1日の作業時間、作業台の高さ、休憩時間、気温等の人間工学的な聞き取りや計測はできなかった。ライン作業は整然と行われており、作業台の高さは足台で個人差を調整しているようであった。上体は直立または軽い前傾で、上肢と絞り布の支えはなく、上肢等の負担は相当大きいと推測された。更衣時の除じん・履物の水洗・手洗い設

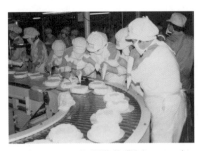

写真29　ケーキ製造作業(1)・1974年

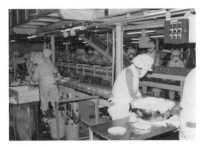

写真30　ケーキ製造作業(2)・1974年

2．頸肩腕障害の遷延事例

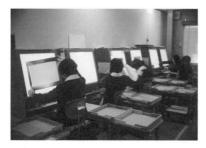

写真31　シャドーマスクの検査作業
　　　　(1)・1972年

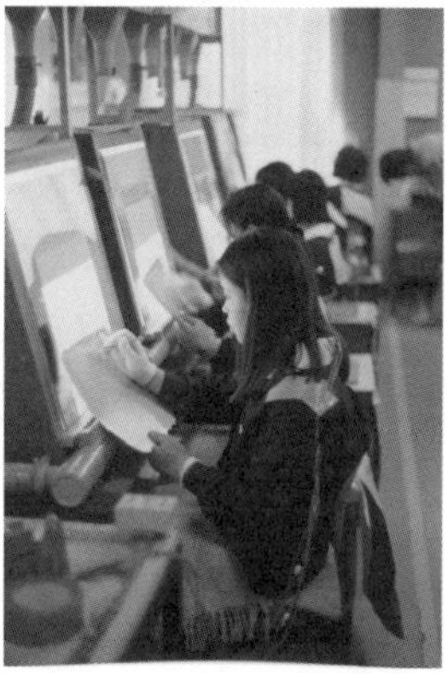

写真32　シャドーマスクの検査作業
　　　　(2)・1972年

備や通路の管理は不備がなく、衛生管理者の配置、定期の安全衛生委員会活動も行われており、その後手腕の自覚症状の訴えはやや多かったが、類似の疾患の発症はなかった。

(3)　テレビ部品製造会社の検査作業

　当時のテレビのCRTディスプレイ用蛍光ガラスの裏面にセットする金属板（シャドーマスク、アパッチャグリル）の検査作業で、エッチング工程を経て無数の微細な穿孔がある製品を蛍光灯に中空にかざして、1日平均500～600枚点検・補修する作業（**写真31、32**）が行われていた。検査方法は漸次改良されたが眼精疲労や頸肩腕部痛などが顕著となって患者が多発し労務問題化した。労使と研究者、治療機関が一体となって取り組む過程で製品管理も向上したため当該職場のみならず全社の労働安全衛生体制も強化・改善された。

(4)　大学病院技官の頸肩腕障害

　母校の大学病院臨床検査部女性技官の患者Eさんは、当初有機溶剤中毒の疑いで紹介された。作業態様は、よく知られた血液・生化学的検査及び実験で、ルーティン業務に加えて免疫学的検査法開発など先端的研究に熱心な上司教官とともに献身的な長時間勤務によ

る発症であった。大学病院の複数診療科を受診して業務関連性が疑われたが、改善が見られないまま経過した。数度の診察・検査で有機溶剤中毒は否定され、業務による頸肩腕障害と診断して所属病院以外の理学療法専門診療所で治療し筆者も定期的に観察指導することになった。やがて公務災害認定手続きをすることになったが、大学同門の某先輩から「…裁判所で弁護士を相手に素手で証言できないと一人前ではない…」などと叱咤されて、公災意見書を症例論文風に書いた。爾来、労災がらみの診断書や意見書を多く書いたが、常に証言台に立つ気持ちで書くように心掛けた。Eさんの意見書は、大学中央の委員会でも審議されたようであるが結局は示談的処理が行われ、直属管理者の著名な先輩教授に面会して労働衛生のお話をすることで落着した。Eさんは、文字どおり逆境にもめげず忍耐強く10年以上に亘り理学療法と体力改善に取り組み、徐々に回復して同じ職場で勤務を全うできた。筆者とも毎年年賀状の交換を行っている。

(5) ゲーム機修理作業・ほか

　1970年代後半になるが、Nゲーム機器製造企業の事業場から頸肩腕障害と腰痛の労災申請事案があり、労基局専門官とともに実地検分した。故障したゲーム機等を修理・検査する職場で、多種多様な製品の修理に対応する汎用性作業台と椅子及び吊り下げ式電動工具が配置された条件で工具を中空に保持して修理品を修理し、大型ゲーム機の修理は床において中腰で行い修理完了後は実際にゲームをして点検しながら作業をしていた（**写真33、34**）。臨検後、作業管理について協議・指導した。

　そのほか、公演前の猛練習で重症の頸肩腕障害になったピアニストには公演の中止と1年余のピアノ演奏禁止などの指導により完治した事例、あるいは精密機器製造会社で4～5kgの金属部品や工具を集配して手作業で棚へ整理保管する業務の壮年男性従業員の上肢腱鞘炎の事例など、数年間に難治性の症例をいろいろ経験した。纏

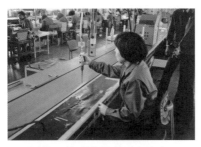 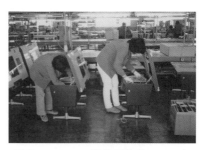

写真33　修理作業台で点検する専門官・1977年　　写真34　ゲーム機修理作業・1977年

めると、ひとたび腱鞘炎や筋の腫脹が生じるとたとえ作業中止や休業しても通常に回復するまでには半年以上を要すること、併せて心理的支援や生活指導が必要で効果的なことにも気づかされた。

3．局所振動障害者の健康管理

　頸肩腕障害及び腰痛等の筋骨格系疾患の事例を経験する傍ら、チェーンソーや振動工具使用者の健診と健康管理も避けて通れない課題であった。大学助手時代に、近畿の研究者達が教室の庭に杉の丸太を持ちこんでチェーンソーの振動測定をするのを実験室の窓越しに見たり、セミナー室で手指の冷却負荷試験を行っているのを見学したり、日本産業衛生学会での発表もしばしば聞いていたのでそれなりの知識はあった。保健会で実際に健診や作業者の健康管理を担当することになり、改めて文献や研究報告書などを読み直した。研究歴も実験設備もなかったので健診と保健指導に徹して現場だけはなるべく見て廻ることにした。そんな矢先に、石切り場の電動ハンマーによる障害事例と民有林労働者の振動障害調査の話が舞い込んだ。

　京都に営業所をもつ石材企業の作業現場は、京都・奈良・三重県の県境にあり早速視察に行った。ダムを見おろす現場の高台からは周囲の山々やダム湖と河川が眺望できて思わず見とれてしまうほどだった（**写真35**）。外来の診察室で接した受診者や同行した労基署監

Ⅳ　中毒まなこから筋肉まなこへ

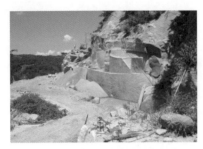

写真35　山頂の採石場・1972年

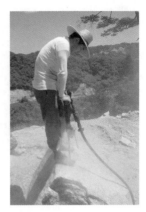

写真36　ジャックハンマーでの
　　　　大割り(1)・1972年

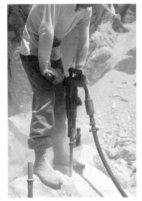

写真37　ジャックハンマーでの
　　　　大割り(2)・1972年

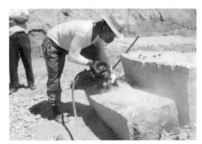

写真38　チッピングハンマーでの
　　　　小割り(1)・1972年

督官とともに、通常の住宅敷地用石材の切り出し作業をゆっくり観察することができた。作業時の防じんマスクは新品だったので多分この日に備えた装着だったのに違いない。砕石作業は、「大割り」はジャック・ハンマーを用い（**写真36、37**）、「小割り」はチッピング・ハンマーを用いていた（**写真38、39**）。

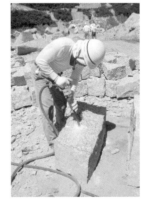

写真39　チッピングハンマーでの
　　　　小割り(2)・1972年

— 28 —

3. 局所振動障害者の健康管理

　実際にハンマーを操作しなかったので振動強度は実感できなかっ
たが、ハンマーを保持する右手より鏨（たがね）を持つ左手に強い
振動が伝わること、騒音と粉じんの曝露が強いこと、腰痛などの筋
骨格系負担も大きいことが納得できた。指尖循環機能低下等の有所
見者は数人いたが、幸い白ろう発作等の症状はなく、定期的健診と
防振手袋・操作時間規制などの減振対策で経過を観察することにな
った。因みに、じん肺健診と騒音の特殊健診は従前から実施してい
て異常はなかった。その後1977年まで経過を看ていたが、やがて事
業環境が変化して作業所が撤廃してしまった。

V 杉山と屠畜場の振動障害

1. チェーンソー使用5年で発病

　チェーンソー取扱いによる局所振動障害は、戦後復興の蔭として炭鉱・鉱山の大型災害、公害、化学中毒に引き続いて表面化した新しい職業病であった。高度成長、技術革新、産業・社会構造の変貌と一体になった、単に職業性疾病としてではなく、一次産業及び賃金・労働形態も含む農山村の生活全体を包含した社会的な疾患であった。

　成書によれば、振動工具によるレイノー現象等を示す障害はイタリアで1911年に、日本では1938年に圧搾空気工具による症例が報告されている。また、国有林を所轄する林野庁がチェーンソーを最初に導入したのが1954年で、1958年には一挙に1,358台が投入された。1968年には国有林で5,300台、民有林で75,400台、ブッシュクリーナーも官民合わせて61,000台が使用されていたと推定されている。全林野労組長野県本部にチェーンソー使用による白ろう病の最初の訴えがあったのが1959年だった。チェーンソー導入後約5年で発病したことになる。

　総合調査は名大医学部の山田信也先生らが1964年に岐阜県木曾谷で行い、1965年3月にNHKテレビで「白蝋の指」が放映されて一気に社会的注目を浴びた。この報道に続いて、同年には日本産業衛生学会に局所振動障害研究会が設置された（1977年には委員会に発展した）。同じ年に民間企業の労災認定基準（労基法施行規則第35条11号「さく岩機、鋲打機等の使用により身体に著しい振動を与える業務に因る神経炎その他の疾患」の「等」にチェーンソーが該当するとして労災を適用、翌1966年には国有林の公務災害として災害補償の対象になった。1969年には林野庁・全林野労組・日本国有林労組の間でチェーンソーの操作（曝露）時間制限協定が成立した。国

有林の公務災害認定数は1968年で480人余、民有林労働者の労災認定
数は少なく1966年8月末で推定57人と記されている[1〜3]。

　東海地域と相前後して、北海道、近畿、四国、九州などの全国各
地で国有林林業労働者の総合調査が行われ、主に日本産業衛生学会
で報告されていた。近畿地方会の折であったか、阪大名誉教授の梶
原三郎先生が会の終わりごろに発言されて、“こんな障害を防ぐに
は、要はこのような危険なものを使用しないことです…”とおっし
ゃられた。ご高名な梶原先生のコメントを聞いた最初で最後の機会
だったが、今でもその時の会場の雰囲気を鮮明に憶えている。

2．奈良・和歌山での総合調査

　関西での民有林労働者の合同調査班は、すでに実地調査を実施中
であった関西医大衛生学講座の細川汀先生を班長に京大・京都府立
医大・山口大の衛生・公衆衛生学講座の研究者で組織され、保健会
から筆者・技師・X線直接撮影自動車及び運転手も参加した。横道
にそれるが、1978年に筆者は関西医大に奉職することになったが、
このころは同大学とは人事的なつながりは全くなく、単に京都での
産業衛生の実践活動で連携・交流する機会が多かったことによる。
現場に根差した産業衛生の情報源は、この分野の研究者と労働衛生
機関及び労基局・監督署がすべてで、企業や労組、地域からのニー
ズに応えるには近隣の研究者と機関の連携が不可欠だった。

　調査の準備は1972年夏から検査手技、診断基準、事後措置につい
て始められ、協議と研修会も度々行った。上述のように、約10年間
の先行調査やソ連など外国研究者との交流で、末梢循環機能や末梢
神経機能のスクリーニング検査法、症状等の調査票及び症度区分は
すでに雛形があった。つまり何をどう調べるかより、調べた後どう
するかの事後措置に重点が移る時期であった。

　このため、事前の準備では、山林労働にマッチした健康管理区分
の作成と有所見者の事後措置に重点が置かれた。北海道、東海、屋
久島などの官有林の先行調査では重症者や労災該当者も多いことが

分かっていたので、治療や生活上の注意、経過観察への配慮が欠かせなかった。また筆者個人としては、他の特殊健康診断に携わるうちに、健診結果の伝達と事後措置において健康管理区分の重要性に気づくとともにその不備も感じていた。白ろう病や頸肩腕障害では歴史も浅く事後措置（就業、保健指導、治療、業務起因性、私傷病との区別）と直結するために、胸部X線検査と尿・血圧所見が中心の一般定期健康診断や有害業務汎用の様式は不便だった。とはいえチェーンソー取扱い者の労働・生活態様には疎くもっぱら教えてもらう立場だった。

　出発したのは1972年10月最後の日曜日だった。レントゲン車を含む車4台とスタッフ総勢11名で奈良県吉野郡川上村を皮切りに、上北山村、和歌山県古座川町、龍神温泉を巡る4泊5日の調査となった。受診者は1日約40人で、問診、諸検査（10分冷却負荷法による手指温度・指先容積脈波・振動覚、尿・血圧、手指関節等のX線検査）、視触診であった。準備中に予備知識を得ていたとはいえ現地に到着すると、都市部とはかなり勝手が違い戸惑った。その一つは、いわゆる労働衛生管理組織というか世話役（安全衛生推進者、作業主任者等）がいないか見えないことだった。実は、地域の郷士のようなまとめ役や組合役員の人が蔭で采配していたのであるが、都市部と異なり本人自身も現場労働をする当の受診者であった。健康調査は、各人3時間近くを要したが、皆真剣かつ協力的で、待ち時間の雑談も有益だった[4]。

3．初期の重いチェーンソー使用による筋骨格障害

　私は視触診の担当であったが、手指・上肢関節所見の一部を写真に収めることができた（**写真40～43**）。白ろう現象は、早朝はもっと鮮明で痛かったが暖かい健診会場で時間が経つうちに感覚が戻ってきたとか、本当は仕事に行くつもりだったが白ろう現象と痛みが強かったので仕事をあきらめて健診に来た、などと話していた。写真の受診者は重いチェーンソーを10年余り使用しており、筋肉の委縮

3．初期の重いチェーンソー使用による筋骨格障害

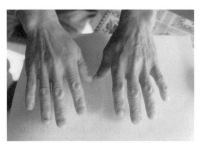

写真40　チェーンソー作業者の手指循環障害・1972年

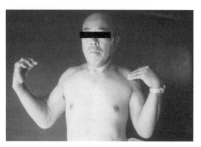

写真41　初期チェーンソー使用による上肢関節障害(1)・1972年

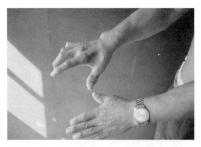

写真42　同作業者の手指関節変形と筋委縮(2)・1972年

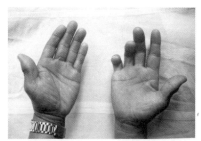

写真43　同作業者の手掌部筋委縮(3)・1972年

と手指・肘関節の変形、運動制限が顕著であった。

　川上村は吉野杉で有名な杉の産地で、植林後30年前後経った直径が30～40cmの杉が生産されていた。この大きさの伐木・玉切り・枝打ちなどの作業ではチェーンソーの操作回数が多いと話していた。ソ連の林野の大木になると足場を組んで据え付けた大型電動鋸で切断するそうで、当然ながら山野の形態と自然環境により使用設備や機器、労働者の症状も異なることなどが、昼夜の会合や夜の団欒でも披露されて勉強になった。この総合調査の折には作業現場を見ることは出来なかったが、後年別の機会に作業現場を案内してもらった（**写真44、45**）。

　吉野・古座川地区の総合調査に続いて、1975年と76年には山口営林署管内の（X線検査を除く）調査も吉野と同じメンバーで行われ

◆ V　杉山と屠畜場の振動障害

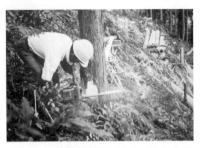
写真44　吉野地区民有林での伐木作業(1)・1977年

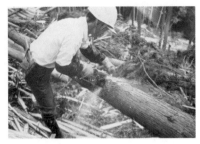
写真45　同伐木作業(2)・1977年

て参加した。調査とは別に夜の猪鍋を囲んだ団欒には受診者も参加して、山林地区の生活での釣りや狩猟、特産品のワサビ漬けの話に花が咲いた。以来、春になるとワサビの葉や花芽を（昔は自己採取、今はネットで）仕入れて、自家製の味を楽しんでいる。1976、7年には局所振動障害の治療と予防に関する作業指針が林野庁から出て、単に振動工具の操作時間のみでなく自宅・山林作業現場・通勤での保温、禁煙など継続的なヘルスケアなどの総合的対策が行われるようになるが、山口での団欒でも新型チェーンソー・操作時間低減・防振具の活用、治療、家庭と作業現場での保温をどうするかなどが話題であった。

4．民有林でのフォローアップ

　京都府下の民有林労働者の健康診断は1975年頃からT診療所により始まったが、筆者は別途に、労働衛生指導医の立場で郡部監督署管内の作業現場の視察（**写真46、47**）と労働衛生教育に従事した。対象者は、一般の民有林労働者のほか北山杉など地場産業の組合員（**写真48、49**）、あるいは四国や九州などの山林で就労し労災認定後京都府に移住した作業者であった。後者には手指のしびれ感や冬季の痛みなどの症状が持続して理学療法で通院を続けている者も多く、行政による治療期限の変更による悩みや高齢化、作業管理などの課題があり、問題の根深さを感じた。

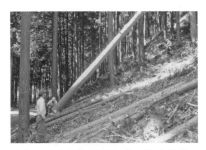
写真46　京都地区民有林の伐木作業・1984年

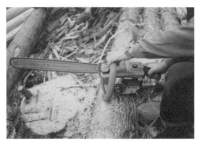
写真47　同伐木作業のチェーンソー・1984年

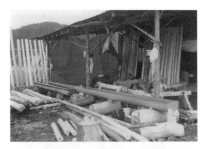
写真48　京都北山杉加工作業場(1)・1990年頃

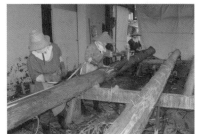
写真49　同作業者(2)・1990年頃

5．公営屠畜場職員の振動障害

　1981年に、労基署からの照会で特殊な振動障害を経験した。公営屠畜場（K市第2市場）のチェーンソー取扱い者の局所振動障害と腰痛・頸肩腕障害の合併症である。幸い患者さんの症状は軽度で作業転換で経過観察中であったため直接診察する機会はなかった。ただし作業場の実地検分は行った。実は、この屠畜場は馴染みだった。というのは大学助手時代からポルフィリン・ヘム代謝の研究用に新鮮な牛血液と肝臓等の臓器が必要で、専任の獣医師先生に依頼して度々お世話になっていたからである。頂いた約5リットルの血液は、氷酢酸処理でヘムを析出し、塩酸メタノールで脱鉄・プロトポルフィリン4メチルエステルを作り、結晶化を数回行って純度を上げ、

V 杉山と屠畜場の振動障害

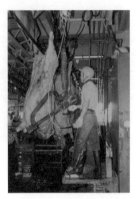

写真50 屠畜場の牛背割り用チェーンソー・1981年

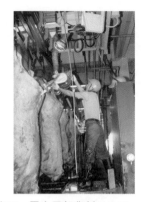

写真51 屠牛尾部背割りのチェーンソー操作・1981年

最後に融点を測定して文献値と比較後、加水分解して実験に供した。市販のポルフィリンは使わないのが研究室の伝統だった。肝臓は、緩衝液に入れて均一に粉砕し数回の遠心分離操作を経てミトコンドリアを数十ml採取して酵素的ヘム生成実験に供した。こんな次第で、屠畜場には何度も通った。

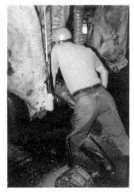

写真52 屠牛頸部の切断・背割り・1981年

くだんのチェーンソー取扱い作業者は、失神・放血殺されて後肢をオンライン装置に吊り下げられた状態の屠牛・屠豚を、正中矢状面で注意深く切断する作業（背割り）に従事していた。患者さんの同僚（**写真50～52の作業者**）への聞き取り調査では、豚は1日約250頭、牛は約50頭処理されていたが、牛の頸骨は特に硬くその切断時は全身の体重をかけてチェーンソーを操作して行っていた。正確に正中矢状面切断することが商品価値の上からも要求され、それには相応の技術を要すること、また豚は骨が牛より軟らかで電動鋸も異なり振動負荷も少ないこと、自

― 36 ―

動化はその時点では困難なこと、などの話が聴けた。屠牛の背割り作業はかなりの筋肉労働なので、1人当たりの処理頭数を制限することなどをアドバイスした。その後も同じ屠畜場を訪れたが、類似疾患の続発の話は他市も含めて報告された記憶はないので、この例は単発事例であったと思われる。

参考資料

1）中央労働災害防止協会編：日本の安全衛生運動—50年の回顧と展望、398-404、1971
2）藤原元典・渡辺厳一・高桑栄松監：総合衛生公衆衛生学、1178-1187、南江堂、1985
3）日本産業衛生学会70年史編集委員会編：日本の産業保健—あゆみと展望、法研、2000
4）細川汀ほか：民有林伐木作業者の振動障害—奈良県吉野地区、第46回日本産業衛生学会講演集、1973

VI 嘱託産業医修行と有機溶剤職場

1．産業衛生の"可視化"

　"見える化"や"可視化"が流行っている。大衆メディアでは昔から困った可視化が盛んだったが、今や経営、行政、裁判、果ては国防などでも可視化の時代である。世の中を牽引している人たちの性として、都合の悪いことは隠したがることへの批判の表れと思う。人の集団を統率する時の避けがたい手法として、"由らしむべし知らしむべからず"は必要な原則であった時代があった。民主主義の中で競争社会を生き抜くために、「公表しない」ことは、むしろ必要なことでもあった。IT化で混乱中の最近は、隠す・隠したの騒動が一層増加し、世の中の効率を下げている。情報が無限に多くなり複雑化するにつれて、意図しない非公表や隠ぺいが起こることもある。しかし、多くは"なんとなくあからさまにしたくない"意識が働き、やがてそれが当たり前になってしまうことが普通だろう。それが穏当、適正な範囲であれば世間は平穏であるが、ある限界を超えると不快から排除の対象になっていくようだ。批判、追及、告発から、争議、衝突、果ては革命にまでつながる。妥当な可視化は成熟社会における最も穏当な"改善のための第一歩"と思われる。

　産業衛生領域をみると最近の30年間は可視化の時代と言ってよい。ヒヤリ・ハット、労働安全衛生マネジメントシステム（OSHMS）をはじめ5S、SDS、GHSも可視化運動そのものといえる。日常では見えにくいものを見えるようにする意義は大きい。産業衛生活動は、まさに可視化から始まる。可視化により見えなかったリスクに「気づき」、PDCAを回転させて習慣化、日常化に繋がる。コントロール・バンディングは、可視化とPDCAを連結させたものといえよう。

　一方で可視化の課題もある。従業員個人の健康情報を扱う産業医

や産業保健スタッフは特別な存在であるが、それによる権利と守秘義務の悩みも多い。同じ事業場で働いていると、健康状態は衆目に晒されており、守秘しているはずの健康情報が知られていることもある。従前の脳ドック、がん検診や遺伝子診断はじめ最近の画像診断情報の多くは守秘事項と関係することが多い。今後とも健康情報は増加するであろうから、産業保健スタッフの倫理が一層問われるであろう。

2．金属素材工場での産業医修行

　さて、産業医活動は、事業場の安全衛生状態の可視化から始まる。労働安全衛生法以前の多くの工場医や医師である衛生管理者の時代は、可視化は公表とほぼ同義語でそれ自体が困難を伴う業務であった。同法で産業医の職務が制度化されたことで従前より活動しやすくなったとはいえ、昭和が終わるころまでのかなりの期間にわたって試行錯誤の時期があった。

　特殊健康診断と職業病外来の担当医となってから2年が過ぎた頃、上司の乾修然先生から、いくつかの事業場で嘱託産業医として定期的に勤務するよう指示があった。特定の事業場を任せていいか否か観察されておりやっと許可が下りたものと理解した。3つの事業場を担当することになり、いずれも嘱託産業医としての良い修行の場となった。その一つが、500人規模の某企業でその主力工場である約300人の事業場であった。製品は銅、亜鉛、鉛、錫、クロムなどの素材を加工（溶解、鍛造、粉砕、メッキ等）した紛体、薄板、プリント基板等の製造で、有害業務は各種金属の粉じん・ヒューム、騒音、酸、有機溶剤、特定化学物質、などであった。交代勤務、腰痛、VDT作業、などの行政指導による健康管理対象業務も多かったので、現業部門はほぼ全員が複数の法定健康診断の対象者であった。また、企業内診療所を有し看護師1名が常勤し、産業医とは別に嘱託内科医も週1回勤務していた。筆者は、保健相談、職場巡視、労働衛生管理に分けて週1回半日を原則に勤務した。

VI　嘱託産業医修行と有機溶剤職場

　毎回の仕事は、先ず看護師の経過報告を聞いて希望する従業員の診察や保健指導を約１時間行い、それが終わると衛生管理者・作業管理者とともに職場巡視に出かけた。巡視には短くても１時間以上をかけ、スモークテスターとメジャーを携行し、マスク・耳栓・手袋等は適宜装着した。あまり広くない５、６棟の工場と20数か所の作業場、及び管理棟と食堂は１回では巡視できないので日によって主目標を決めて分割して廻った。最低、どの職場にも月に１回以上は訪れるようにした。ほとんどの作業で粉じんやヒューム、有機溶剤、酸を扱っていたので、五感のどこかで有害因子を感知できたのは、新米産業医の修行には最適であった。

　知っていることから始めるしかないので、助手時代に経験した有害因子の生体への作用と有害物質の出入り口のチェックという視点を軸に職場を見て廻った。環境管理の基本である発散源、局所排気等の防御装置、保護具、各種安全衛生装置・設備・備品の管理状況、整理・整頓・清掃等、作業管理、作業姿勢、重量物取扱い、休憩室等福利施設など、慣れるにしたがってチェックポイントが増えていった。巡視中は、メモはなるべく控えて記憶するように心がけ、質問は簡潔に、安全衛生上気づいた事項は巡視後に同伴した管理者と協議する折に伝えた。巡視が終わると衛生管理者や工場長等と面談して巡視結果の伝達や意見交換を行い、最後に事業場宛の報告書と診療所日報を書いた。

　不定期な業務としては、月１回の安全衛生委員会への出席と委員会の席で約30分の衛生講話を数か月ごとに行った。これらの経験により嘱託産業医と健診医の違いも自覚出来て従業員や管理者との人間関係も親密になった。もともとこの事業場には、家族的な人間関係を大切にする風土があり、工場長等の管理者と産業医との意思疎通も円滑だった。特に診療所・看護師への信頼が篤く、産業医活動の効果を高めていた。

　この工場の課題は、金属粉じん、騒音、硫酸ミストで、いずれも特定の作業の折には管理水準を超える短時間曝露の機会があった。

金属粉じんは、鉛、亜鉛、銅、ニッケル、錫などの酸化物や合金の
ヒュームや粉じんであったが、長期にわたる生物学的モニタリング
や健康診断で疑わしい所見が出るのは鉛取扱い職場のみであった。
鉛の有所見者は電解炉担当者に限定され、隔離室での監視が主であ
ったが1日数回・延べ約60分隔離室外に出て行う炉前作業があり、
その折に鉛ヒュームに曝露されるのが主因であった。防護服とマス
ク装着を徹底することでδALAの値が生物学的許容値未満で推移
した。

　騒音職場は、ずらりと並んだ臼で真鍮を粉砕する金粉の製造工程
で、平均で110デシベルを超える強烈な音だった。巡視時に耳栓を瞬
時外してみると耳が痛くなり会話も困難であった。作業者は定期的
にこの粉砕工場に入室して作業を行うほかは別の低騒音室で働いて
おり、聴力検査でもC^5dipの作業者がいた。過去の退職者に労災該
当者がいたために健康管理と退職時事後措置に関する社内規程があ
り、定期聴力検査をはじめ耳栓装着、環境管理・作業管理には特に
注意を払っていた。

　酸は、メッキに似た工程での金属紛体の製造で、以前は高度の酸
の被曝があったと思われるが、当時はほぼ自動化されていた。しか
し歯牙酸蝕症初期の従業員がいた。有機溶剤は、プリント基板用の
素材への接着剤の塗布乾燥工程で、メチルエチルケトン（MEK）、
ケトン、酢酸エチルの混合溶剤であった。回収装置のある全自動化
工程で環境濃度は低かったので特殊健康診断でも異常はなかった。

　以上のような状態であったため、鉛・酸・騒音の有害作業の管理
と健康指導及び重量物取扱い等の腰痛の指導が多く、産業医業務の
「型」を学ぶような事業場であった。

3．1970年代の有機溶剤取扱い職場

　特殊健康診断で最も対象者が多いのは有機溶剤取扱い作業者であ
る。そのため有機溶剤使用職場を巡視する機会が多かった。実は、
筆者が産業現場に出た1970年代は、大量曝露による二硫化炭素中毒、

Ⅵ 嘱託産業医修行と有機溶剤職場

ベンゼン中毒、ヘキサン中毒などの有機溶剤中毒が多発した後で、その経験をもとに法規則が整備され、職場環境の改善と健康管理体制がほぼ整ってきた微量ないし中等度曝露の時期であった。研究面では、多くの研究者による有機溶剤曝露動物実験が盛んに行われるとともに、現場の労働者の尿中代謝物量と作業環境気中濃度の相関関係が証明されて実用に供されつつあった。有機溶剤中毒予防の健診項目も、自他覚症状・視触診・貧血検査に付加して肝機能検査と尿中代謝物測定が取り入れられ始めていた。一方で塩化ビニルやTDIなどの新たな障害報告はあったが、トルエンなど汎用有機溶剤による特異的な慢性中毒はほとんど発生せず、多くは換気不良による急性中枢神経中毒か酸欠との合併症で、事故的発生が多かった。

そんな状況で有機溶剤取扱い労働者の診察はほとんどが健常体の確認で終わることが多かったが、作業現場は良否混在で検知管による気中濃度測定を伴う職場巡視が重要であった。以下の事業場は上記2で述べた嘱託事業場とは関係がなく、1970年代に特殊健康診断で巡回した現場の一端で、写真で振り返りたい。これらの職場で使用されていた溶剤は、トルエン、キシレン、ケトン、MEK、酢酸エチルの混合が多く、トリクロロエチレン、テトラクロロエチレンの単独使用、スチレン等の樹脂と有機溶剤、その他ヘキサンやメチルアルコール、ブチルアルコールなどが単独・混合で使用されている職場である。

(1) 吹付塗装職場の水洗ブース(**写真53**)。作業者位置の不良、防爆仕様でない照明器具、ミストの飛散、手袋の不使用、マスクの不備がみてとれる。
(2) 工芸品製作事業場の排気ブースと健常だった作業者(**写真54**)。
(3) ウレタン樹脂コーティング工程でのMEK等の天蓋型排

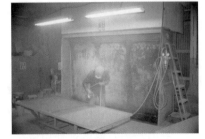

写真53　塗装職場の水洗ブース・1971年

3. 1970年代の有機溶剤取扱い職場

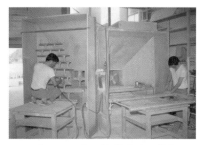

写真54　工芸品塗装職場の排気フード・1971年

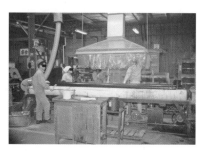

写真55　樹脂工場のMEKによる洗浄の排気天蓋・1971年

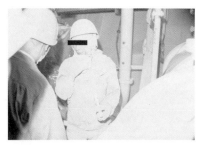

写真56　吹付作業者の塗料ミストによる汚れ・1971年

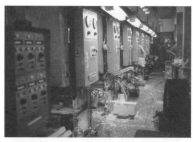

写真57　グラビア印刷工場の印刷機(1)・1975年

気装置の不良例（**写真55**）。

(4)　塗料吹付作業者の例（**写真56**）。大企業下請けの造船や自動車組み立て工場での吹付け塗装作業は自動化されておらず、作業者は保護クリームを顔面一面に塗って覆面とゴーグルをつけてスプレーガンで吹付ける手作業だった。因みに塗装ミストは衣服等に付着するが呼吸器からの溶剤の吸入はごく微量で、健康診断では溶剤による異常所見は認めなかった。

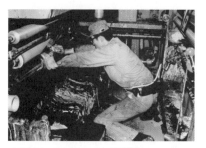

写真58　同グラビア印刷機のロール洗浄(2)・1974年

(5)　グラビア印刷工場（**写真57、58**）。典型的な中小企業の多色刷り

— 43 —

Ⅵ 嘱託産業医修行と有機溶剤職場

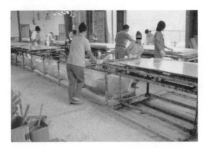

写真59 スチレン樹脂合板製造工場・1976年

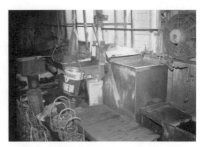

写真60 ボルト・ナット等金属部品製造工場のトリクロロエチレン脱脂洗浄職場(1)・1971年

工場で密閉乾燥器の換気はあるが、インキ漕は開放状態のため印刷機の数にほぼ比例して作業環境中に放散する溶剤量が多かった。この工場では、1色当たり1日約200リットルの溶剤を使用していたが回収装置もなくて大気中に拡散していた。作業者は、インキ

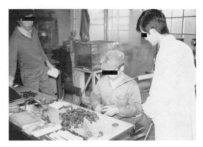

写真61 同工場のトリクロロエチレン取扱い作業者曝露の検知管検査(2)・1971年

補充、色調整、印刷後のロールの洗浄(**写真58**)の時にはさらに曝露が増えた。当該工場及び類似の他の工場では、順次インキ漕の密閉、回収装置の設置、洗浄作業の改善、全機の囲い込み化、等を進め、作業環境中や大気への溶剤の拡散、作業者の被曝量は徐々に減少していった。

(6) スチレン樹脂合板製造工場(**写真59**)。樹脂の飛散、女性の就労、マスク不使用が見られ強いスチレン臭気があった。しかし開放的な建屋のためか度々の健康診断でも異常は認めなかった。

(7) トリクロロエチレン取扱い職場。当時はボルトやナットなど金属精密部品の油落とし溶剤にトリクロロエチレンが普通に用いられていた(**写真60**)。検知管測定での作業者顔面位置の濃度は70〜100ppm(**写真61**)。写真62、63は、友禅染めの事業場で糊落とし

— 44 —

3. 1970年代の有機溶剤取扱い職場

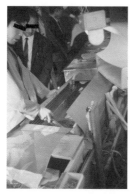

写真62 トリクロロエチレン洗浄漕による友禅染め反物糊落とし作業(1)・1975年

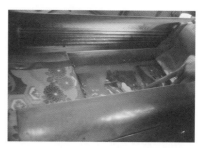

写真63 同トリクロロエチレン洗浄漕内部(2)・1975年

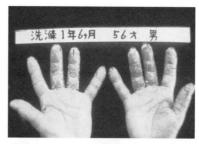

写真64 同作業別人のトリクロロエチレンによる乾燥性湿疹(3)・1975年

のためのトリクロロエチレン洗浄漕である。漕の内部には水道冷却管が見える（**写真63**）。漕の温度を上げると糊はよく落ちるが液化しないトリクロロエチレンが放散して気中濃度は許容濃度を超えることが多かった。別の作業者の手指の皮膚障害自験例（**写真64**）。なお他府県の例であるが、この種のトリクロロエチレン洗浄漕の冷却管の作動停止（停電や管理ミス）で夜間に溶剤が作業場全体に溢れて死亡事故などが起こった事例が学会で報告され注目された。

Ⅶ 労働安全衛生教育とカドミウム肺障害

1. 労働安全衛生教育の方法と効用

　労働安全衛生法が施行されて数年が過ぎると、工場医という言葉もほとんど耳にすることがなくなり、産業医の呼称が着実に定着していった。その他の法令の公布・施行を見ても事情は同じで、企業も事業場・労働者も学会・学者も皆協力して新しい法令に入魂するかのごとくに活動した。筆者たちも新法令の趣旨に則って足元の仕事に邁進した。その一つが自分自身と事業場の労働衛生活動の実践であり研修であった。労働安全衛生関連法令では、安全衛生教育の重要性とその実施義務がかなり詳しく規定されている。しかし、その効果は必ずしも十分ではない。近年、教育の劣化と思われる事故や災害が頻発しているのもその現われと思う。ILO や WHO でも、中小企業等の労働安全衛生教育の充実を目的に、様々な建議や試みがなされている。

　1970年からの約20年間は国内各分野の法令等の改革と整備期でもあった。企業でも大学等の教育機関でも改革の波に洗われていた。筆者も労働安全衛生教育の重要性と効果的な衛生教育に関心があり、企業や中災防労働安全衛生教育センター、地方自治体等の研修会に積極的に参加した。

　大学では、まず少ない時間で多くの教科をどう教えるかに始まり、他大学の視察、世界の動向、患者医師関係の改善、教育媒体の活用、入試・進級試験の改善、など新旧の課題に忙殺された。極めつけは、厚労省や文科省後援の国内外での教育改善のワークショップへの参加、1991年の大学設置基準改正・大綱化に基づく「自己点検・評価」のための米国視察旅行、など、あたかも私の明治維新のようだった。要は、生徒（学習者）も教師（学習支援者）も「考えて自分で学ぶ」方法を身につける変革だった。

これらの研修経験をまとめて問題解決のための教育構造を一般化すると、①（組織の使命あるいは自己の人生観や信念を踏まえて）現状と未来への「課題（ニーズ）」を分析する、②現実の諸条件を考慮して当面の到達点である「目標」を設定する、③目標に到達するための効率的な「方法」を経費や人材を含めて計画する、④「実行」に移す、④自分たちが実行したことを「反省し評価」する、⑤以下同じプロセスを「繰り返し実行」する、つまり「PDCA」そのものである。

　上記の課題改善ワークショップでは、すべての事項について具体的で客観的に測定可能な数字などで評価できる尺度を示して、すべての指導者と学習者に共通して理解されて実行できるように文章で記述した成果物（プロダクト）を参加者自身が新しく完成することが求められた。そのためには、数時間の講義や実習では習得できないため、数回・数日をかけて集中審議する方法が取られた。国際的なワークショップでは、4泊5日（1週間）位の合宿形式で、食事もともにして共通の教材と飽きない方法（著名でカリスマ性のある講師や教育媒体、模擬体験、など）によって、討論を深めて課題の解決策の「まとめ（企画書）」や「提言」を文書で出すことが今は普通になった。

　「課題」の例を記すと、カリキュラム・プランニング（シラバスの作成）、（我社の）うつ病対策、労災撲滅の作業の仕方、働き方の改善、収益改善策、新規事業の計画、などである。かなりの努力なくしては達成されないハードルの高い「課題」と「目標」を掲げる方が望ましい。今も産業現場で活用されている「小グループ活動」「参加型活動」「TQC活動」などの活動と全く同じ方法である。それらを土台にした理念がOSHMS（労働安全衛生マネジメントシステム）やISO（国際標準化機構）であろう。

　本業とは関係が少ない課題で、かつ初対面に近い参加者によるワークショップでは、3日目ぐらいから、発熱者や焦燥・不機嫌を訴えたりする参加者が出現し、脱落・脱走する者が出てくることも

あったが、うまく運営すれば（特に3泊以上のワークショップなど
では）効果は高く、参加者の「変容」が期待できる。「改善」が促進
することは通常の教育の比ではない。

世は研修会ばやりであるが、若い生徒や学生の教育とは異なり、
成人や社会人はみな経験がありそれぞれの知的財産や自負心があ
る。自身が永年蓄積してきたやり方に自信と愛着があり簡単には変
える気がない参加者が多い。平凡な研修会にならないためには、学
習者のニーズ（この研修会で習得を望んでいるもの）と参加者の特
性・キャリアーの情報をできるだけ多く収集して、学習者・参加者
の知財を活用した方法を用いて周到に準備することが必要である。

現在世界中でコスト・ベネフィットが重視され、財政ファースト
が叫ばれている。しかし、人の安全と生命ほど大切なものはない。
科学技術が急速に進歩する中で、従来の理念・規範・道徳観の限界
が露呈され、組織や制度ばかりでなく多くの産業・社会インフラも
老朽化している。労働安全衛生政策をはじめ産業保健教育や安全衛
生教育は不可欠であり、そのための投資と部門の充実が今こそ強く
望まれる時代はないことを訴えたい。

さて本題に戻り、1975年に京都労働基準局・監督署と京都工場保
健会の協力で府下6つの監督署職員対象の月例研修会の講師を担当
する貴重な機会を得た。研修会ニーズが高まる中、京都労働基準局
の労働衛生指導医を拝命したり、労働衛生コンサルタント免許を取
得したこととも関係があった。研修会のテーマは、金属中毒をはじ
めとして有機溶剤中毒、腰痛・頸肩腕障害、振動障害、じん肺、健
康管理など、労働科学研究所刊の『労働衛生ハンドブック』を参考
書に月1回約2時間の研修会で、毎回2、30人が参加して勉強した。
これは今振り返ると極めて稀な事ではなかったかと思う。保健会は、
1940年に労働衛生の向上を目的に中小企業対象の民間共同健康管理
機関として創設され、大学等と連携して研究室とは異なる実践的活
動の実績に富んでいたこと、新法の施行とともに行政のニーズにも
叶い局・署の職員の意欲が高かったことなど、良い条件が重なった

ためと考えられる。1976年3月までに11回実施した。

この研修会を機に監督署や事業場を会場にした有害業務や職業病・健康管理等の研修会にも講師として度々参加した。お蔭で、当時の局・署の職員や企業の安全衛生関係の方々と親しくなることができ互いに成果が上った。その後大学に異動した後も、労働衛生指導医として30余年の間京都府下延べ150か所以上の事業場や作業場を巡視する機会を得たことは大変幸運であった。

2．カドミウム・ヒューム吸入による肺炎

上記の基準局・監督署職員との研修会が契機となって、珍しいカドミウム・ヒュームによる化学性肺炎の死亡災害の連携調査を行った事例を紹介する。当時、肺の障害といえば遊離珪酸によるけい肺が圧倒的に多く、石綿肺や炭肺は教科書にはあるが一般の産業医や健診機関の対象としては珍しく、カドミウムなどの金属ヒュームの肺症はさらに稀であった。1979年の粉じん障害防止規則の制定に伴う事業場対象の粉じん対策研修会の講師を務める機会が増え、特に1982年11月末に労災事故を起こした事業場と同じ管内で、じん肺及び粉じん対策の研修会が行われた。その時筆者が講師を務め、じん肺の標準写真の供覧・一般知識及び自験例のベリリウム肺症並びに保健会が調査した銀ろう溶接による急性肺炎の死亡事例を紹介して、呼吸器からの有害物質吸入の恐ろしさについて講義した。その研修会の2週間後に会を主催した担当官の所属部署に、銅インゴット製造事業場から労災死亡災害発生の報告があり、直ちに入院加療したM病院と保健会及び筆者に相談があった。被災者は不幸にして死亡したが、関係者は互いに連携して発生原因の解明と病因や病状経過等の追跡調査を行った。すなわち、死亡10日後に筆者と担当官らが当該事業場を臨検し、20日後に実物の1/200容量の試験ルツボによる溶解作業の模擬溶解実験と発生ヒューム量の測定を行い、治療に当たったM病院K医師らは検体の分析など医学的究明を行った。以下にその概要を記す[1]。

Ⅶ 労働安全衛生教育とカドミウム肺障害

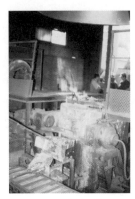

写真65 １トン用溶解炉・1983年

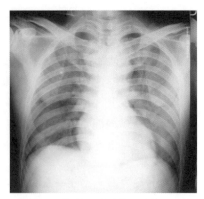

写真66 被災48時間後の胸部Ｘ線写真・1982年

(1) 被災状況

各種金属廃材から青銅鋳物用地金等を製造するKB社（従業員数18）の男性従業員２名が、1982年11月某日午前６時〜14時45分まで、排気処理装置がない１トン用溶解炉（**写真65**）で故銅等の原材料約１トンを投入・加温（最高温度1,250℃）、溶解した後鋳込む作業に従事した。その際に出た排煙の吸入により

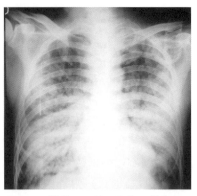

写真67 被災13日後の胸部Ｘ線写真・1982年

体調不良を来たし残業予定を中止して帰宅した。重症の１名(43歳、経験18年)は、咽頭痛・全身倦怠感・嘔吐により翌日欠勤し、３日目に近医を受診後M病院に緊急入院となり、13日後に死亡した。軽症の他の１名（40歳、経験22年）は、休業３日後に近医を受診し気管支炎・心不全の疑いで１週間の休業加療の診断で自宅療養し、８日後には出勤して通常勤務に復した。

死亡従業員の検査所見では、入院時の胸部Ｘ線写真で両肺上中野に蝶翼状陰影がみられ改善することなく憎悪した（**写真66、67**、M

— 50 —

病院提供)。M病院が行ったその他の臨床所見及び検査所見は、悪寒、発熱37.8℃、低酸素血症、白血球数2万を認め、4日及び10日後の血中カドミウム濃度は正常値の約10倍（5〜6μg/dl）、7日及び10日後の尿中カドミウム測定ではそれぞれ332μg/dl、104μg/dlに著増した。血中鉛と血中銅は正常値ないし3倍に、尿中鉛と尿中銅は5〜8倍の値を示した。

(2) 作業状況

2名は午前6時に出勤し、準備作業をして8時前にバーナーに点火して溶解炉を約500℃に予熱の後、8時20分ごろから直径約1m、高さ約1.3mの溶解炉の上部炉口横の作業用ステップ（**写真65**）に登って、3種類の故銅材約1トンを6回に分割して順次投入した。温度が1,250℃に上昇した後、ノロ上げ、試料分析を行い10時半に加熱停止・自然冷却を経て鋳込みを行った（所要時間約3時間）。同じ手順で11時から2回目の鋳込みを行い午後2時に終了したが、全身疲労感や悪寒のため残業予定を中止して15時前に退社した。故銅材投入開始約60分後から白煙が出始め徐々に増加して屋内が靄のようにかすんだ。約90分後に温度が約1,200℃に上がったころから黄色の発煙がありマッチ臭がした。2回目の投入作業中の12時ごろから声がかすれ、13時半ごろに一層強くなり倦怠感も出てきた。作業当日は風が強く、8×13×5mの工場建屋では煤煙の戸外排気が少なく屋内に滞留していた。また軽症の作業者は濡れタオルで鼻と口を覆って作業をしたが、重症の作業者は呼吸用保護具やタオル等は使用していなかった。

(3) 原材料の金属組成

1回の鋳込みで炉に投入した故銅材は、低融点合金（ハンダ）が約10％付着した故銅板片850kg（この中に約7.1kgのカドミウムが含まれていた）、故銅（湯沸かし器廃品）200kg、鉛インゴット10kgの3種類で、この順序で炉に投入した。金属類の構成は、計算上、銅

Ⅶ 労働安全衛生教育とカドミウム肺障害

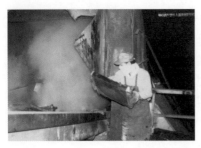

写真68　別の4トン炉の故銅投入作業(1)・1983年

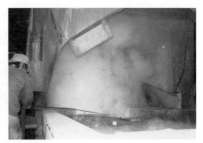

写真69　同作業(2)・1983年

が約943kg、鉛60kg、錫49kg、カドミウム7kg、ビスマス1kg、リン痕跡、計1,060kgとなり、2回の鋳込みで合計2,120kgを投入した。出来上がった製品は、JIS LBCインゴット3である。参考に、事故後工場を巡視した折の別の4トン用溶解炉の投入作業状況を示す(**写真68、69**)。

(4) 模擬再現実験結果

　災害1か月後に監督署の指導で認証環境測定機関に依頼して当該工場溶解炉横に試験ルツボを設置し、事故当日と同じ手順及び原材料構成で試験ルツボより発生する気中金属ヒューム等を測定する模擬実験を行った。ルツボを余熱し温度が663℃に達した時に低融点合金付故銅板片を投入し、同時にハイボリューム・サンプラー(500L/min)でルツボ上端70cmの位置で5分間サンプリングし、順次計5回故銅板計6.5kgを分割投入しサンプリングを繰り返した(**写真70**)。温度が994℃に上昇した時点で湯沸かし器廃品故銅1kgを、次いで

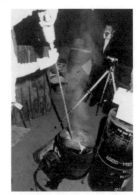

写真70　試験ルツボによる模擬実験・1983年

2. カドミウム・ヒューム吸入による肺炎

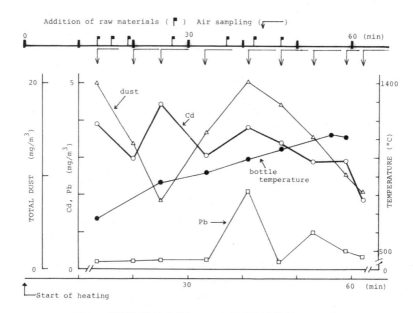

図1 模擬実験によるヒューム等の測定結果・1983年

鉛インゴット0.05kgを順次投入・サンプリングを行い、投入終了時の温度は1,037℃であった。その後10分間に2回サンプリングし、ルツボ温度1,113℃を確認して、流し込み（1分）とサンプリング（5分）を行い模擬実験を終了した。全実験時間は約70分で、測定位置と建屋出入り口での気流は0.3～0.5m/sであった。

その測定値を図示すると図1のごとくである。捕捉された金属ヒューム等では、粉じん量（7.1～21.2 mg/m³、単位以下同）が最も大きく、次いでカドミウム（1.83～4.42）、鉛（0.17～2.10）、錫（0.06～0.27）、銅（0.06～0.13）の順であった。沸点（融点）は、カドミウム765℃（320.9℃）、鉛1,740℃（327.4℃）、錫2,270℃（231.9℃）、銅2,600℃（1,083℃）であるから、試験ルツボから発散した気中金属ヒューム量はほぼ各金属の沸点の温度に対応している。実際の作業と実験条件はかなり異なること、高速サンプリングによる値であることなどを考慮しても、作業環境中にカドミウム・ヒュームが溶解開始初期から高濃度

— 53 —

に浮遊していたことは間違いない。作業者が"黄色い煙が出た"と述べていること、模擬実験でも黄色発煙が観察されたことも酸化カドミウムの飛散があったことを示唆している。

(5) まとめ

本災害のカドミウムは、工場では初めて使用したという原材料のうちの低融点合金が付着していた故銅板屑に含まれていた。低融点合金の組成は、錫54.0%、鉛35.0%、カドミウム8.4%、ビスマス1.4%であることから、本障害は溶解炉に投入した全原材料2,120kgの0.67%に当たる約14kgのカドミウムによって引き起こされた障害で、被災者の検査所見もこれを裏付けている。作業者が、粉じんや発煙に気づいて濡れタオルで鼻を覆うか否かでも生死が分かれた。事後調査は、行政、病院、診療所、労働衛生機関の連携で進められたこと及び当該事業場が真摯に協力したことが印象的であった。

3．銀ろう溶接作業者のカドミウム肺症

2の冒頭で記した保健会の事例について参考のため付記する。1974年2月に銀ろう溶接作業に従事した労働者の死亡災害が発生し、7月に保健会環境管理部の志岐らが復元作業を行いカドミウムによる症例であろうと報告している[2, 3]。要約すると、電気器具製造業のF製作所の板金工（男性、65歳）が午前9時ごろから午後6時まで照明器具用の真鍮枠の製作に従事し、40×620×1mmの真鍮板を切断・折り曲げて4隅をフラックスと銀ろう溶接棒、酸素・アセチレン焔で溶接する作業を行った。当日は冬期のため窓や出入り口は閉じていた。一つの真鍮枠の製作に約30分を要し径約1mm長さ700mmの溶接棒の約半分を使用し、2日連続・延べ約18時間で40枠を製作した。作業初日の帰宅後頭痛と咳が激しくて眠れなかったが、翌日も就労した。2日目の帰宅後、症状悪化により近医を受診、風邪として治療を受けた。3日目は咳があるも平熱で欠勤して自宅療養した。4日目に所見が悪化しM病院を紹介されて即日入院し

た。病院主治医の所見は、胸部Ｘ線両肺野陰影・体温38.4℃・咳嗽・呼吸困難等を認め、急性職業性ガス障害が疑われた。酸素吸入、抗生物質治療等が行われたが症状悪化のまま作業開始から14日目に死亡した。入院当初は赤沈亢進、白血球増加（18,200）を認めた以外は特記すべき血液の異常所見はなく、喀痰の結核菌も陰性であった。

　復元作業は、特級防じんマスク・個人サンプラーを装着した復元作業者が、１枠を製作し、同時に５点の定点サンプリングと個人サンプリングを流速約30L/minで30分間捕集した。分析は、酸化カドミウム、酸化亜鉛、フッ化水素、酸化ホウ素について行った。結果は、定点測定では幾何平均で酸化カドミウム0.28mg/m³（0.10〜0.41mg/m³、単位以下同）、酸化亜鉛0.03（0.01〜0.04）、フッ化水素trace〜0.03、酸化ホウ素0.06（trace〜0.08）、個人測定では、酸化カドミウム 0.20、酸化亜鉛0.02、フッ化水素 trace、酸化ホウ素0.01であった。このように酸化カドミウムの濃度が最も高く許容濃度の2〜2.8倍であった。30分間の復元作業の結果ではあるが、実際は１日９時間２日間の作業であったので、気中酸化カドミウムはさらに高濃度だったと推定され、死亡の原因は酸化カドミウムの吸入によると推論している。

　復元実験の筆頭発表者の（故）志岐太一郎氏は、当時筆者と同じ居室に先輩として机を並べて環境管理部の強化に腐心されており、この死亡災害や復元作業のことも傍で興味深く聞いていた。氏は、前職は三重労働基準局専門官で職業性膀胱がんのフィールド調査等で医学博士号を取得されており、特化則制定前の基礎資料取集等にも貢献されたと聞いている。また、多分第１回労働衛生コンサルタント試験を難関の学科試験から受けて合格し保健会でもコンサルタント活動を行っていた。熊本のご出身で沈着冷静な学究的態度で事業場を巡視して労働衛生管理状態をチェックし、労働衛生管理水準の評価指標を創案するなど、労働安全衛生法施行後の企業と労働衛生機関の環境管理活動の振興に努力された。剣道の高段者でもありスリ足による貧血の話や事業場巡視の心得など、教えられたことが

— 55 —

Ⅶ　労働安全衛生教育とカドミウム肺障害

多かった。

参考文献

1 ）徳永・吉川・森本：急性カドミウム肺炎の発生をみた合金製造工場の作業・環境
　　条件、第57回日本産業衛生学会講演集512-513・産業医学26(7):722、1984
2 ）京都工場保健会編：銀ろう溶接作業によると考えられる死亡事例について、京都
　　工場保健会23回事業年報132-134、1974
3 ）志岐・高畑・大槻・石井：銀ろう溶接作業者の死亡災害について（その1 ）・産業
　　医学17:51-52、1975

Ⅷ 粉じん作業職場に学ぶ

1．鎮魂の時節

　日本の春は、阪神・淡路及び東日本大震災犠牲者の冥福を祈る鎮魂の季節である。去る1月にはパリ市内の新聞社へのテロ事件に対して大規模な抗議デモも行われた。第2次世界大戦の様々な悪夢の記憶とともに人間の暗い性が我々自らの胸を締め付けている。昨今の世界に目を広げると毎月が鎮魂の時になるやもしれない。長寿の現代では、過去の事実を共有・共感できない齟齬に直面することも多くなった。

　労働衛生の歴史もしかりである。戦争末期以降の限られた記憶、紡績工場から結核で帰省した叔母の死や炭鉱離職後に郷里の土木工事で糊口を凌いでいる老人の体験談等が妙に脳裏に残っている。卒業後の研究室での団欒でも戦時体験の話がよく出た。やがてトヨタと日産がカローラとサニーを、ホンダが赤い軽自動車を売り出して車社会が訪れると、戦中戦後の話も急に少なくなり欧米留学生活の話に転じた。

　戦争が話題であった時期は産業災害の時代でもあった。炭鉱・鉱山など10人以上の大事故だけでも1936～45年の10年間に6、7件約950人、戦後の20年間には24、5件約1,300人の死者が出る災害が発生している。特に1963年の三井鉱山三池炭鉱の爆発事故は、死者450人余と多数の一酸化炭素中毒患者を出し、浮かれていた高度成長期の国民を震撼させた大災害で、医学生にもショックだった。

　周知のように、よろけと呼ばれていた珪肺は、1946年の栃木県足尾町の鉱夫や町民の決起集会が契機となり、1948年の2万4千人の調査を経て1949年けい肺措置要綱、1955年けい肺等特別保護法、1956、7年には全国で34万人の健診が行われ、療養・休業給付期間等の改正から1965年にじん肺法になった。GHQ統治下から引き継がれ

たじん肺に対する諸対策と法制化は、頻発した鉱山・炭鉱や車両・船舶等の大事故、じん肺・結核・化学中毒などの被害者の慰霊碑ともいえる。全く同じ状況が、直近の二つの大震災及びアスベスト健康被害でも起こった。

2．粉じん作業場を垣間見る

　三井三池炭鉱事故に関連した調査研究や医療の話題には、他領域の研究者も耳を欲てざるを得なかった。改めて周囲を見ると、じん肺を専門とする先輩産業医は多く、健診や療養の体制も固まっていた。粉じん職場調査や結核・じん肺写真の読影も未経験であった筆者は、せめて作業現場でもと見て廻ることにした。じん肺健診に随行したり別途に機会をつくって作業現場を見せてもらった。生野鉱山が閉鉱になる前には、近畿在住の研究者仲間とともに生野を訪ねて診療所長や関係者の話を聞いて廃鉱跡を見学した。幸い近年は、石見銀山と富岡製糸場が世界遺産に指定され、他にも多くの鉱山遺跡を見ることができる。という訳で今や特別に珍しくもないが、作業工程・工法などの専門知識もないまま、粉じんが出ていないか、粉じんの性状はどうか、防じん対策は？局所排気は？とだけ考えて写した粉じん職場のアルバムの一部を紹介する。

⑴　タングステン鉱山

　近畿には古く平安時代から知られた鉱山が多数あった。実際に稼業中の鉱山を初めて見学したのは1971年冬だった。京都府亀岡市にあるO鉱業所（1983年閉鉱）で主にタングステン（W）を産出していたが、坑内には入らず主に選鉱工程（テーブル選鉱、浮遊選鉱）を見学した。次に京都府和知町のK鉱業所（1982年閉鉱）に依頼して坑内作業を見学した。以前はマンガンや錫なども産出していたが、1970年前後の主産品はWと銅であった（**写真71〜74**）。**写真72**は、切羽での発破前の湿式削岩機による削岩作業。左の人物は説明担当者、左上部のやや白い天井部にWの鉱脈がありそれをドリルで穿孔

— 58 —

2．粉じん作業場を垣間見る

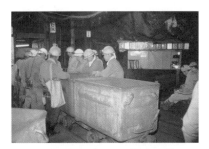

写真71　タングステン鉱山坑道で入鉱を待つ鉱員・1971年

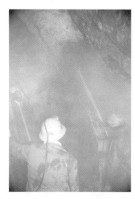

写真72　地下120mの切羽での湿式削岩作業・1971年

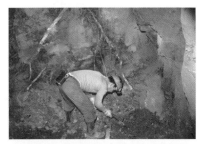

写真73　切羽での鉱石収集と搬出・1971年

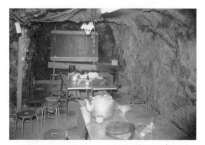

写真74　地下120mの坑道内休憩室・1971年

中、霞んで見えるのは鉱石粉じんを含んだ霧。**写真73**の壁面の白い筋は痩せたW鉱脈。発破後の鉱石は地上に運ばれ、目視ラインで選別されたのち機械粉砕されてテーブル選鉱や浮遊選鉱が行われていた。

(2)　鋳物工場

　銑鉄鋳物工場は1970年代には全国で3千ぐらいあったそうだが、今は3分の1に減っている。**写真75～78**は、工業団地に移転して稼働数年の新しい中規模の鋳物工場である。移転前の古い工場で働いていた年配の従業員数人にじん肺健診有所見者がいたが、全体とし

— 59 —

Ⅷ 粉じん作業職場に学ぶ

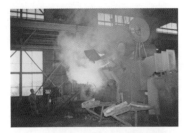

写真75　銑鉄鋳物工場の溶解炉の湯出し(1)・1990年

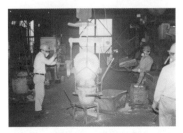

写真76　同工場の溶解銑鉄の小分け(2)・1990年

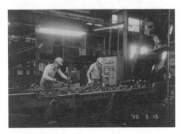

写真78　鋳込み後の製品取り出し(4)・1990年

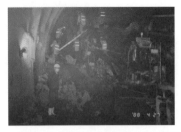

写真80　同隧道工事切羽(1)・1988年

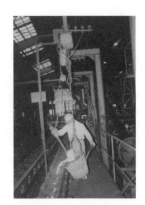

写真77　同工場の鋳込み(3)・1990年

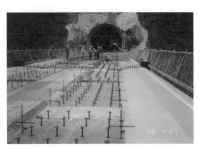

写真79　JR山陰線隧道工事入口・1988年

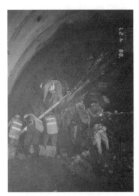

写真81　同隧道工事切羽(2)・1988年

てはよく管理された環境であった。別の古い小規模の事業場では、抜本的な設備・環境の改善は不可能で、保護具と作業姿勢、健康診断・管理の徹底の指導しかできなかった。

(3) 隧道工事

隧道工事は、鉄道、高速道路、高圧線地下トンネルなどを巡視した。**写真79〜81**はJR山陰線複線化工事現場で嵐山の西寄りの大堰川沿いだった。大企業の現場らしく、模範的な付属施設と作業態様で参考になった。"山は少しずつ動くのでトンネルの外壁と地山の間には10cmほどの隙間があるのです…"という話に得心した。

(4) 採石場の産業医実地研修

写真82〜84は、監督署と地区医師会の共催で採石場での実地研修

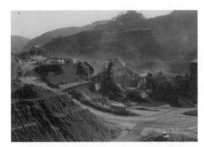

写真82　産業医研修会の砕石工場現場(1)・1993年

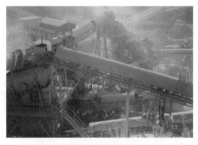

写真83　同砕石工場社屋(2)・1993年

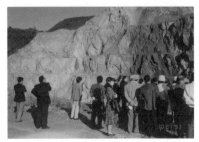

写真84　砕石現場を見る産業医(3)・1993年

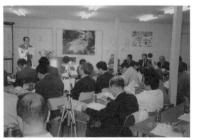

写真85　砕石工場社屋での産業医研修会・1993年

を行った現場である。1990年代には産業医実地研修(**写真85**)も度々あった。バスで現場に赴き、その後じん肺管理の講義と質疑応答をするなど貴重な機会となった。

(5) その他

写真86は、造船中の内装溶接工事現場で当時としては珍しい移動式排気ダクトを使用していたが、ダクト吸入口が粉じん発散源から離れすぎているため、換気不良であった。

写真87は、京都市内の清水焼団地内の陶器工場で、1人用の小さいプッシュ・プル式除じん装置の見本として研修会等で紹介した。清水焼の労働者は従前はじん肺が問題であったが、近年はむしろ作

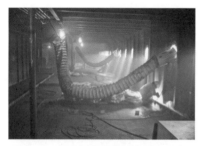
写真86　新造船内装溶接作業の排気ダクト・1971年

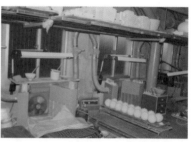
写真87　陶器工場の小型プッシュ・プル型局排装置・1980年頃

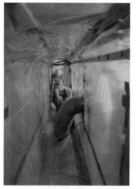
写真88　小学校アスベスト含有天井の改装工事の通路・1988年

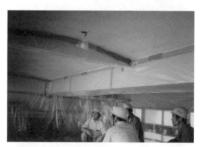
写真89　同改装工事の天井部分の作業空間・1988年

2. 粉じん作業場を垣間見る

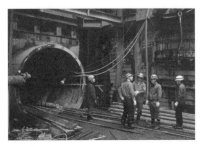

写真90　都市下水道工事現場・1971年

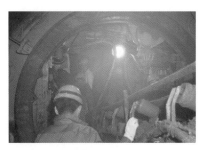

写真91　同下水道工事の高圧下作業・1971年

業姿勢や腰痛、小型電気炉での金属ヒューム曝露が気になった。

　1970年代初め米国からアスベストによる中皮腫の症例が伝えられ特化則等で対策が始まったが(**写真88、89**)、一般のじん肺健診機関では文献検討にとどまっていた。日本の使用状況から

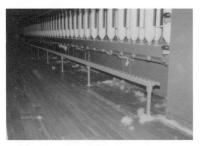

写真92　綿布工場の紡糸機周辺・1980年頃

数十年後に多発すると予測されたが、今日それが現実になってしまい言葉に窮する。

　一方、1970年ごろに都市の地下の潜函工事により加圧空気が地層を通過する過程で酸素が無くなり残った窒素が他のビルの地下施設内に滞留して酸欠事故が起こったことがあった。**写真90〜91**は、その報道を知って下水道工事現場を視察した時のもの。

　古くは女性や学童も多く働いていた有機粉じん職場として知られていた京都府丹後地方の紡績工場にも足を運んだ。丹後ちりめんの基幹工場の役を担い現在は繊維業や電気部品製造等の多角経営体となった老舗工場は、昭和中期まで地方の子女の教育機関でもあった。有機粉じんが若干堆積している綿布工場(**写真92**)と並んで和裁室や学習室などの福利施設もあり往時が偲ばれた。

— 63 —

IX 公害と鼻中隔穿孔と皮膚障害

1. 職業病と公害の同時受難

　最近公害という言葉が新聞やテレビに出る機会が減ってきた。例えば、PM2.5などは昔なら公害と呼ばれたに違いないが、今は固有名詞で報道される。意識の変化でもあり社会制度の進歩の結果でもある。1967年に制定された公害対策基本法は、早くから慣例法として公害（public nuisance）と私害（private nuisance）を区別していた英国に見習って成立したが、今は公と私の実態も変化してきたし、また被害に関する裁判や加害責任の所在も拡大してきたこと、原因が国境を越えた汚染や天災に由来すること、当事者や相手の顔が見えない出来事が増えたことなど、半世紀の間に事情が変化したためでもあろう。

　日本では1960年代から企業と労働者の紛争という職業病の構図に代わって、企業・産業と住民・地域の紛争という公害の構図が生まれた。公害は13、4世紀から英国で起こっていた理由を考えると、その原因は住居の密集と生産規模の拡大の結果だという面もあるが、居住地を取り巻く環境の変化とりわけ自然環境の浄化力の変化のためとも思われる。中世の欧州では住民の糞尿公害に対処するために下水道が発達したが、日本は飲み水がタダだったにもかかわらず上水道が先行し、下水道の整備は20世紀末のごく最近のことである。人口密度が小さかった上に、川や海、山野に囲まれた日本の環境の汚物処理能力が高かったともいえる。自然特に森林と河川の浄化力が大きいのは東洋や熱帯地方共通の現象であるが、そのためか戸外の環境に対しては畏れの念はあっても保全の意識は低いように思われる。しかし、自然の一見強靭そうな生態系も実は脆弱で、人口増と開発で簡単に破綻することは近年の砂漠化や風水害被害の頻発で身近に実感できる。

日本は、たまたま19世紀までは公害が目立たなかったが、第2次世界大戦後の復興期に開発・発展と環境のバランスの破綻がほぼ同時に起こった。幸いにも住民の意識と科学技術、国の施策により職業病と公害の統御並びに環境保全をほぼ同時に一応達成した先進国でも珍しい国だといえる。日本を礼賛する気はないが、これらが達成されやすい国土の大きさと自然環境、文化と民意（人材）、国の安全に恵まれていたためではないだろうか。

とはいえ、職業病と公害、人災と天災が制圧されて安心だという訳ではない。生命の危険を意識しないで済む時間と国民の割合が過去や他国の現在に比して増加したといえるだけで、安全度や持続性とは別である。現にアスベストや放射能はじめ食品・医薬品等の不安が絶えることがない。

2．クロム公害と職業病

1960年代は水俣病（有機水銀）、イタイイタイ病（カドミウム）、四日市喘息（SO_x 等）、第2水俣病のいわゆる4大公害が相次いで告発され、公害対策基本法に次ぐ大気・水質・土壌汚染防止法など関連法規則の制定、環境基準、環境アセスメント、公害裁判判決、1973年の公害健康被害補償法制定、PPPの原則、などが施行されて、地域環境及び工場環境が並行的に改善を迫られた。同じ時期にスモン・サリドマイドの薬害、ヒ素ミルク・カネミ油などの食品公害、廃鉱ヒ素公害なども発生した。

このような公害時代の終盤にあたる1975年前後に、6価クロムによる鼻中隔穿孔・肺がんの労災と住民の被害が社会問題となった[1]。日本化学工業の東京都江戸川・江東区（以下、墨東地区）と日本電工の北海道夕張郡栗山町の6価クロム公害である。6価クロムによる健康障害と環境汚染はドイツや米国などでも発生しており、国内でもクロム疹・クロム潰瘍、鼻中隔穿孔及び肺がんは職業病としてよく知られていた。日本化学工業従業員のクロム障害は1957年に国立公衆衛生院が調査を行い、会社は労働環境の改善に取り組み始め

— 65 —

たが、25万トン余といわれるクロム鉱滓は付近70余か所に埋め立てられたり地盤強化剤として利用されたりしていた。同様にクロム化合物を製造していた日本電工の環境汚染問題も、北海道大学の渡部・福地らの疫学調査で明らかになり[2]、東京地下鉄10号線工事・都市開発事業で発見されたクロム鉱滓汚染問題と併せて大きな社会問題となった。

　当時の印象深い出来事は、多分1978年6月の松本市での第51回日本産業衛生学会・第24回日本産業医協議会であったと記憶するが、シンポジウムか総会の演壇に被災企業の数人の労働者が胸に「怨」と書いたプラカードをつけて抗議の訴えをして、予定の進行が出来なかったことだ。詳しい経緯は知る由もなかったが、会場の会員席から見ていて主催者側がかなり慌てていた様子が見えた。職業病・公害の被災者が思い余ってのアピールであったのはすぐに理解したが、医師・研究者として自覚や努力が足りないことを知らされた思いであった。

3．クロム特殊健康診断とメッキ工のクロム潰瘍

　このクロム公害事件の影響で、全国の類似工場やメッキ工の特殊健康診断（以下、特健）などによる調査が強化された。筆者らは、もっぱらメッキ工を対象としていたので、鼻中隔穿孔や皮膚炎、歯牙酸蝕症に留意して特健に従事した。われわれも数年来の特健で鼻中隔穿孔症の有無を鼻鏡でチェックし、穿孔の大きさは数ミリから10ミリ前後まで様々であったが、すでに30件前後の穿孔有所見者を観察していた（健診対象者数は正確には不明であるが、1975年当時の対象者は100人程度だった）。鼻中隔穿孔の有無は、ペンシル型懐中電灯を一方の鼻孔に当てて照らすと反対側の鼻孔に光が漏れて、中には丸窓のようにポッカリと明瞭に見える人もおり鼻鏡で直接観察するよりわかりやすかった。孔の大きさは小指頭大などの表現で定性的に決めた。1977年には鼻中隔穿孔有所見者に簡易嗅覚テストを行った。検査法の成書を読んで、氷酢酸、薔薇の香、靴下のムレ

3. クロム特殊健康診断とメッキ工のクロム潰瘍

た臭い、の酸と香料2種類の濃度勾配液を試験管に入れ、臭気の少ない部屋で嗅いでもらった。結果は、氷酢酸の臭いには敏感であったが、バラの香りや靴下の嫌な臭いには鈍感な人が多く、仕事柄メッキ液の臭いに似た酸臭はよくわかるのだなぁと感心したものである。幸いに嗅覚が全く消失した人はいなかった。なお、鼻中隔穿孔の所見のみでは、治療方法も美容上の治療の必要性もない。また労災認定基準には鼻中隔穿孔の有無についての記述はないものの嗅覚機能障害云々と記載されており、そのために嗅覚テストをした訳であるが、労災申請を行うべき所見の揃った人はいなかった。穿孔のある人の多くは職歴2、30年以上の管理職や職長クラスの人ばかりだった。穿孔はいわば証しというか職人によくある皮膚のたこ（occupational marks）のような感覚で苦痛や不安を訴える人はおらず皆検査に快く応じてくれたのを思い出す。因みに、メッキ工の鼻中隔穿孔の進行は、(軽い？) 鼻炎、鼻出血が先行し痛みはほとんど自覚されないうちに孔があくと言われており、問診でも同じ答えだった。また、クロム特健での視触診は、服装の汚れ具合、マスクの装着状態、手指等露出部の皮膚炎の有無、結膜炎・鼻炎・上気道症状・歯牙酸蝕の有無、などをチェックしたが、ほとんどが長年・頻回の受診者で、軽症クロム疹や鼻中隔穿孔以外の所見及び別途実施の胸部X線検査異常（肺がん等）はなかった。

　上記のメッキ工の特殊健診とは関係なく、京都府北部の監督署からクロム皮膚潰瘍の事例の相談を受けた（**写真93**、監督署提供）。作業ズボンにメッキ液がかかり布地を通して下肢が液に接触して生じたという。典型的なクロム潰瘍で、すでに労災で治療を受けていた。後日、監督官とともに職場を巡視した。工場の床や出入り口は黄色に染まっており従業員の衣服にもメッキ液が付着しているなど、作業中のメッキ液の飛散などが窺われる状態であったが、現場の写真は紛失して供覧できない。**写真94**は全く別のメッキ工場の作業場であるが参考までに供覧する。一般に、どの工場も外見上は類似しており短時間の巡視で知りうる情報は限られる。使用原料、工程、自

— 67 —

IX 公害と鼻中隔穿孔と皮膚障害

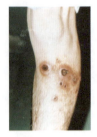
写真93
メッキ工のクロム
潰瘍・1984年

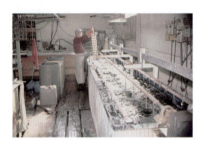
写真94　メッキ工場の例・1971年

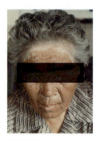
写真95
フェノール系洗剤
作業者の白斑黒
皮症・症例1－
1・1985年

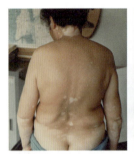
写真96
症例1－2・1985年

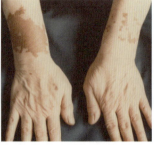
写真97　症例1－3・1985年

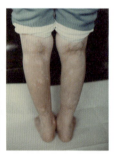
写真98
症例1－4・1985年

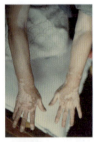
写真99
症例2－1・1985年

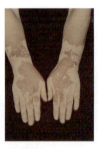
写真100
症例2－2・1970年

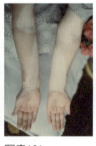
写真101
症例2－3・1985年

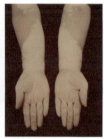
写真102
症例2－4・1970年

動化等設備、液温、局所排気装置、保護具、作業態様、廃液処理、操業年数、従業員数、労働衛生管理状態などを念頭に巡視した。

４．フェノール系洗浄剤による白斑黒皮症

　2013年にカネボウの美白用化粧品による白斑が話題となったが、類似のフェノール系工業用洗剤を使用した女性従業員の遷延症例を30年前に経験した。上記とは別の監督署より白斑黒皮症の相談を受けて調査した。

(1)　発生職場

　工作機械及び自動車の金属製部品を製造する従業員120人の工場で、被災女性従業員２名（症例１・1960年当時46歳と、症例２・同50歳）が塗装前処理の金属部品洗浄作業に1960年から10年間従事した。始めの９年間は間欠的に洗浄作業に従事し、使用した洗剤はポリオキシエチレンノニールフェニールエーテル（商品名グランダクリーナーNo30、以下 PNPE と略記）を含むアルカリ性合成洗剤であった。1969年に洗浄作業専任になり洗浄剤も PNPE とオクチルフェニールエーテル（OPE）を含むアルカリ性合成洗剤（商品名ゴール CC）に変わった。洗浄漕は四角い木製で液温は80℃であった。

(2)　症状経過

　両従業員は洗浄剤が PNPE と OPE に変わった約10か月後の1970年４月ごろより両手指にかゆみ・かぶれが、やや遅れて鎖骨上部に白斑が生じて通院した。1970年７月に洗浄剤が変更されたため（成分不明、中性・常温で使用）かゆみ及びかぶれはなくなった。同年11月に両名とも業務上疾病に認定された。症例１の元従業員は、手指及び前腕内側並びに鎖骨上部に白斑がある状態で1972年に退職した。その後1980年頃より白斑が拡大し、かゆみに加えて額部に白斑及び色素沈着が生じて通院を再開、症状は全身に広がったため監督署に訴え出た（**写真95〜98**）。血球・血清の一般的臨床医学的検査に

異常はなかったが、皮膚生検等の検査は受けていなかった。一方、症例2の元従業員の症状は前者より強く1970年時点で両腕、腹部、腰部、両足背部に白斑を生じており（**写真100及び102**、監督署提供）、退職時（時期不明）には12級の障害認定を受けた。

(3) 再調査

相談を受けた1985年に監督官とともに上記の2名と面談したほか、工場を訪問して元同僚男性1名に面会し当時の職場を視察した。洗浄作業場はなくなっており、補助的に洗浄作業に時々従事した者が4名いたが皮膚炎等の発症はなかったとの証言があった。なお、本事例は1970年の業務上外認定前後にも池田らによる調査が行われており、その結果が論文で報告されている[3]。

以上より、上記 PNPE 及び OPE 含有アルカリ洗剤への曝露（多分主成分であるノニールフェノール類の残存やアルカリ性80℃の洗浄漕中に副生した加水分解産物等の経皮吸収）により発症し、洗剤曝露停止後10～15年にわたって進行中の遷延性白斑黒皮症であると推定され、日本産業衛生学会近畿地方会で報告した[4]。**写真95～98**は症例1の元従業員72歳時の所見を、**写真99及び101**は症例2の76歳時、並びに**写真100と102**は症例2の61歳時の所見である。昔からよく知られているフェノール系化合物によるメラノサイトの障害機序は未だ十分には解明されていないようである。

参考資料

1）衆議院会議録情報　第075国会　公害対策並びに環境保全特別委員会　第21号
2）渡部真也・福地保馬：クロムによる職業がん－その疫学と対策の問題点、科学、45,688-693,1975
3）Ikeda M, et al : Two cases of leucoderma, presumably due to nonyl- or octylphenol in synthetic detergents, Ind Health, 8,192-196,1970
4）徳永力雄：職業性白斑黒皮症の遷延症例、産業医学、29(3), 1986

Ⅹ　保育士・介護士の労働負担と健康

1．第2次ベビーブームの断面

　今日本は人口の減少期にあたり、様々な分野でいろいろな課題が持ち上がっている。人口は、江戸時代の3千万人から急増し20世紀以降に限っても、1900年4,384（うち男性2,205、以下同）万人から工場法時代の1940年は7,192（3,538）万人、安衛法施行前の1970年は10,372（5,091）万人、ピークの2004年に12,779（6,239）万人になった。2009年には14歳未満人口は1,701万人、また65歳以上の人口は2,900万人となり、少子高齢化が叫ばれて久しい。2055年には（1955年とほぼ同じ）8,993万人に減少すると推計されている。

　人口が国力と経済活動に及ぼす影響は極めて大きい。当然、労働者と労働衛生活動に影響する。1970年代は、第1次ベビーブームで生まれた戦後派が成人期になり第2次ベビーブームとなって学童・乳幼児が増え小学校と保育所等の施設が増加した。それに伴い、保育・療育・看護・介護（以下、介護等）にあたる社会福祉施設職員の全身疲労と手腕・頸背部・腰部・四肢関節の筋骨格系のこり・痛み・運動痛、自律神経系の不調を訴える者が急増した。根底の原因は、厚労省の福祉施設最低基準・措置費基準、保育士等介護職員の不足、休息・休養が少ない勤務、作業姿勢、などであった。

　また多くの福祉施設は自治体による公立施設として整備されたので、初期の健康異常者は重症心身障害児者施設（収容及び通園）の介護等の職員に発症し、同様の異常者が一般保育所にもいることが明らかとなった。そのうちの私立施設の保母10数人はすでに労災認定されていたが、公立施設の介護等担当職員は地方公務員災害補償基金に公的補償の申請をした。新しい職場の新しい健康障害に対する基金の公災認定の壁は厚く、多くは不服申請から訴訟に持ち込まれた。健康障害に苦しむ地方公務員が、裁判においても苦しむ姿が

X　保育士・介護士の労働負担と健康

しばしば新聞に報道されていた。

2．社会福祉施設労働者の健康調査

　それらの訴訟が契機となって、京阪神の児童福祉施設職員特に保母の最初の一斉健康調査は、当時関西医大衛生学の細川らが1971年に東大阪市で行って話題となった。次いで1972年に兵庫県尼崎市から同様の調査依頼が保健会にあった。事前の協議や現地調査等を経て同年9月に企業外労働衛生機関としては全国初の通称「保母健診」が行われた。筆者が責任者で保健会職業病管理部の全スタッフが一丸となってこの調査に取り組んだ。事務機械作業者対象の頸肩腕障害の特殊健診はすでに手掛けていたが、他府県の特別健康調査であったため慎重に準備した。健康・作業態様調査、診察、筋力と体柔軟性等の検査を全員に、有所見者にはレントゲン検査、臨床血液検査、冷却負荷皮膚温・振動覚検査等を行った。健康及び作業態様調査票は、日本産業衛生学会の頸肩腕症候群・腰痛・疲労の各研究会の報告書を総合して全身症状・局所症状・日常生活の不便と苦痛を、作業態様は対象被介護者の年齢・人数、勤務時間、作業姿勢、環境条件等について自記兼面接式で行い、1日の実施数は30～40人であった。

　調査の隠れた背景には調査（健診）費用の問題があった。当時の自治体の健康診断は一般健康診断が主体で、費用は胸部レントゲン間接撮影・尿検査・身体計測・医師診察を一括して一人当たり700～900円だった。研究機関でない保健会は、営業ベースで約5千円（臨床検査料は別途）を要し、また労務問題でもあったので、調査の実施には自治体の予算措置や内部調整が必要であった。

3．調査結果

　かくして尼崎市の保母健診は、1次調査延188人について5日かけて終了、調査資料の分析を経て市への報告と職員への結果説明会を2か月後に行った。次いで、京都市職員の保母健診も受託して翌1973

3. 調査結果

表3　保育所及び心身障害児施設等の職員の疲労・健康障害調査概要

職　　種	障害児者施設保母	保育所保母	調理員	その他
調査延人数（人）	159	2,253	410	346
平均年齢（年）	31.8	27.9	42.2	40.8
平均勤続年数（年）	4.1	4.4	6.3	5.1
自他覚症状訴え率等（%）				
腕がいつも痛い	3.1	4.7	9.8	9.8
腰がいつも痛い	16.3	9.9	10.7	11.8
前腕筋圧痛あり	11.3	8.0	11.5	8.4
傍脊柱筋圧痛あり	34.0	17.7	11.5	21.1
正中神経伸展痛あり	17.0	13.6	12.7	11.0
過去に腰痛あり	78.0	74.0	75.1	73.4
健康管理区分（%）				
異常なし	50.3	58.5	57.8	59.2
所見あり要観察	35.8	30.4	29.8	25.7
疲労蓄積要注意観察	8.8	7.7	9.1	8.4
要　医　療	5.0	3.9	3.4	6.6

〜74年に515人に実施、さらに府下Y市やU市、大阪府のN市の保母健診も受託してその結果は学会等で報告した[1、2]。

　保母健診の結果は自治体や実施時期によってかなり差があった。訴えの多い自治体が早期に健康調査を実施したこともあって初期に調査した集団ほど異常者が多い傾向があった。保健会の結果では、1972年実施の尼崎市保母の要治療者は188人中4.8%、1974年実施の京都市（保母、指導員、調理員、作業員）では515人中8.4%、1975年実施のU市（保母、調理員、他）は134人中3.0%、T診療所と共同で1976年に実施した京都市民間保育所等（188施設、保母、指導員、看護師、調理員、寮母、用務員、他）は1,925人中4.3%だった。これらを含め筆者らが直接関与して1977年までの5年間に6自治体公私立福祉施設で実施した結果を纏めたのが**表3**である（各対象者初回時健診結果の総計で被験者の重複はない）[3]。

　これらの調査結果を簡単に記すと、治療や再診を要する者の約40%は腰痛と頸肩腕障害の合併、約25%は腰痛、約20%は頸肩腕障害、約15%は椎間板ヘルニアや関節痛などで、保育所の保母は四肢・

— 73 —

躯幹・神経感覚系の所見が複合してメンタルな訴えも混じっているのに対して、心身障害児者施設の介護職や調理員は四肢から腰背部の筋骨格の局所の訴えと所見が強く一部には加齢性変化も見られた。

訴えや他覚所見は、保育や療育の対象者の自立度に左右されていた。抱き上げ等の介護や付随作業に伴う姿勢、施設の設備等に差があるので数字上明快な差は示せなかったが、1〜3歳児、心身障害児者、老人の世話をする職員（保母、指導員、理学療法士等）に所見が多く、年長児の保育や自立度の高い成人の担当者の所見は少なかった。また、調理員や用務員にも所見が多い人がいた。

保育所等の作業現場の状態の一端を示す**写真103〜110**を供覧する。1970年代の写真が少ないが当時は施設も用度品も古いものが多かった。1980年代以降はある程度改善が進んで一見きれいな職場が多い。被介護者の状態と作業者の姿勢（床坐位が多い）、周囲の用度品に着目して撮影している。**写真109、110**は奈良県立医大車谷典男先生の提供で、ともに行った雇用促進事業団・中央労働災害防止協会の共同研究班で調査した施設の介護場面である[4]。これらの現場調査は、文科省研究費補助金・自治体及び職員の協力で行った。

保母健診は、調査・健診項目の多様性、1人当たりの所要時間、医師の手技と診断基準、健康管理区分、事後措置との一体性、などが他の健康診断とかなり異なっている。そのため、一般の企業外健康診断機関や市中の整形外科系診療所では自治体等の多人数の調査健診は実施しにくい状況があった。一方で少数の機関と医師のみでは調査健診の需要に応じきれないため、次第に病院・診療所や大学社会医学系の医師・研究者と連携した調査健診が普及していった。筆者らには名古屋市や東京都から相談があり、担当保健師らと面談して調査健診方法等の協議を行ったこともある。名古屋市では独自に大規模調査を計画し、調査初日に筆者も参加して高名な教授や医師たちと対診形式で調査に当たった。また1951年に実施した京都市民間保育所の健診は対象者が2千人であったため、T診療所の三宅

3．調査結果

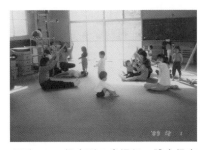

写真103　保育所3歳児組・設定保育（運動）の例・1989年

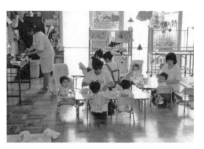

写真104　保育所0～1歳児組・食事介助の例・1989年

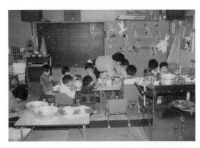

写真105　保育所3歳児組・食事介助の例・1989年

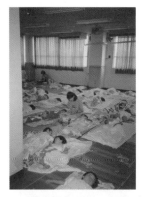

写真106　保育所年長組・午睡（記帳等）の例・1989年

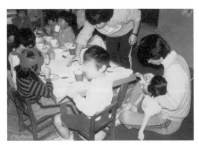

写真107　重症心身障害児施設食事介助の例・1985年

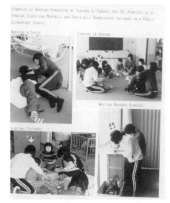

写真108　特別支援学級・療育の例・1975年

X 保育士・介護士の労働負担と健康

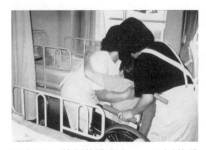

写真109 特別養護老人ホーム(1)移乗介護の例・1996年

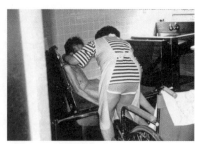

写真110 特別養護老人ホーム(2)入浴介護の例・1996年

成恒先生と2人で対診形式で診察し最終診断と事後措置等を決定した。

このように当初は半ば手探り状態であったが、日本産業衛生学会研究会での討議や他の事例・症例報告等との照合により、実効的な健康診断ができるようになった。特に、作業態様及び疲労を含む自覚症状等の調査（自記と面接）、視触診（四肢・頸肩部・腰背部の圧痛及び運動痛・運動制限、上肢・下肢・頸部の神経伸展テスト等）、握力・背腹筋力・体柔軟性等の検査、他の筋骨格系疾患との鑑別、作業職場と作業態様の把握、は必須であった。これらの所見を総合判断して健康管理区分と事後措置を決定し、所見と症度によって健診間隔や再・精密検査を実施することが有効であった。

20年以上にわたり保育所・重症心身障害児施設・調理員等の健診と健康管理を担当した大阪府N市は、毎年、自記式自覚症状等の調査によるスクリーニング、多愁訴者の一斉健診、経過観察者の6か月健診、体操・健康づくり・作業姿勢改善等の保健指導、職場巡視を総合的に実施した。施設の増改築は全くなく、机・イス等の用度品の改善と作業時間の弾力化、有所見者の作業制限と個別保健指導が主な対応策であった。健康管理担当の保健師と各施設責任者との緊密な連携と事後措置があり、対象職員約600人に対する健康管理体制としてはほぼ万全に近い状態だった。これらの年次結果を示したのが図2である。定年による対象者の入れ替わりを考慮しても要治

療者はおおむね4〜5%で推移しこれ以上の改善は期待できなかった。さらなる労働負担の軽減には、建物・用度品・機器導入などの人間工学的改善、保育・介護の理念及び技法の改善及び人員増をまつしかない状態といえる。

作業者のタイムスタディや労働負担の研究も全国で行われた。我々も各種施設の作業態様の調査を行ったので次項で紹介する。

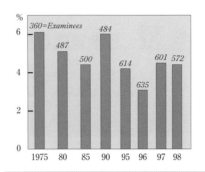

図2　公立保育所保母及び調理員の健診結果推移・1999年

参考文献

1) 田中博一・徳永力雄：保母の労働と健康、労働の科学、29(10), 18-25, 1974
2) 徳永力雄：障害児施設職員の現状と対策、労働の科学、32(7), 39-44, 1977
3) 徳永力雄、保育業務：日本産業衛生学会監・産業保健Ⅱ（篠原出版）、338-399, 1985
4) 病院付添介護労働者等の健康づくりに関する調査研究報告書：雇用促進事業団・中央労働災害防止協会編・介護労働者のための健康づくりハンドブック、1-260, 1997

XI 作業管理から労働福祉へ

1．哲学者今道友信のエコエティカ

　今道友信という哲学者がおられた。1998年に日本医学教育学会・人間性教育委員会で氏の講演を聞いて、これからの労働とりわけ人間が主役の労働のためにはエコエティカが必須であると直感した。

　エコエティカとは日本語で生圏倫理学と訳される[1,2]。19世紀以降の科学技術の飛躍的発展の成果としてコンピューター、情報革命、宇宙産業、遺伝子、ナノテクノロジー、などの技術の普及が人間の生態を劇的に変化させた。技術の発達は、人の仕事と生活を便利にして社会を豊かにした反面、貧困、戦争、公害、予期せぬ死、国や地域の格差と紛争をもたらした。特にパソコン（PC）が普及し始めた1980年代からは労働の態様が大きく変わり、気づかないうちに世界中がこの道具に隷属した生活に変わっていった。

　今道氏は、PCをはじめとする直近2世紀来の科学技術の成果（製品と社会システム）を「技術連関」という新しい環境要素として捉え、それが道具としての機能を持ちながらさらに単なる道具の範疇を超えた人間を取り巻く強大な環境として社会と生活を大きく左右して、太古以来の人間の行動を変化させ、新しい哲学の命題となり、それに呼応した倫理・道徳（エコエティカ）の必要性を説いている[2]。

　端的に言うと、有限の生活空間、太陽と連動した時間に従って生きてきた考える葦たる人間が、この30年余の間に、「生活空間」は地球・宇宙から遺伝子・ナノ世界で、「時間」は1日24時間のサイクルを超越した連続する時間と1秒の百万分の1の瞬時の環境で、生きて働くことになった。地球の自然と一体の日の出から日没までの生活が、鐘・太鼓・時計の時報に従い、電気の発明により夜間も活動し、今はPCや携帯端末機を駆使して、各人の時刻で生活している。つまり時間が個人の所有になったという。古来、人間を人間たらし

めてきたのは時間とともに深めた思索であった。時間（そしてプロセス）の高速化は、人間の行動の結果（成果）を生み出す（行為の）時間を捨象して、結果のみを無意識に受け止めることで人間性を消褪させているという。氏は、技術連関を認識しないでよかったこれまでの倫理・徳目を刷新すること、従来の仁・義・礼・智・信・愛・勇気・寛容などの徳目に加えて、新しく公共財倫理（文化財、芸術、公害防止意識、等の尊重）、定刻性、異邦人愛（知らない人への愛）、巧みな気分転換（機知、ユーモア）、技術と語学（グローバル社会で他人の役に立つ個々人の技術とコミュニケーション能力）、などを徳目とする必要があると提唱している。

　筆者の意識を加味すると、労働の場において、①時間・スピード・技能・精度の優位化、②距離・空間の劣位化と労働対象の広域化、③労働者のシステム・技術への隷属、④個人責任度の増加と心理的圧迫、⑤労働における人間性の希薄化、などが生じている。もちろんこれらの変化にうまく適応している人も多いが、それができない人や気づかずにおかしな状況に陥っている人も少なくない。"風が吹いたら桶屋が儲かる"の譬ではないが、近年のうつ、メンタルヘルス、自殺、労働者の目標喪失、などの遠因となっていると思われる。

2．保育士の作業内容と作業時間

　児童福祉施設における保育士等の健康障害の話に戻る。経済復興期の中盤、乳幼児の増加と家庭での育児環境の変化に対応して保育所や障害児施設が増加した結果、介護職の健康問題が発生した。有史以来行ってきた子育てを、組織的に行ったら何で病気に？という素朴な意識もないではなかったが、保育が原因で病気になるという認識は次第に浸透していった。労働医学としては、それを科学的？に証明しなければならない。

　忙しい、休めない、子供を抱えたり重いものを持ったりする、姿勢が悪い、神経が疲れる、よく眠れない、手足・腰・首が痛い、職員が少なすぎる、作業環境が悪い、などが身体不調の原因と指摘さ

れていた。戦後、託児所から発展した保育所の職員が少ないことは、自治体や経営側でも認めていた。自治体は、当時の厚生省の措置基準（設備や保育士数、人件費等の経費補助の基準）の職員数の最低基準に上乗せして配置していた。例えば、国の最低基準は0～2歳児はそれぞれ6人に保母1名の配置ということになっていたが、手間のかかる0歳児は3人に1名、1歳児は4人に1名、2歳児は5人に1名、等と加配していた。それでも職員や受け入れ児童の安全や望ましい保育環境には達していなかった。

腰痛や頸肩腕障害などの多要因性疾患の原因は、労働負担の調査が基礎となる。健康診断で行う自覚症状調査と作業条件調査と並行して、現実の作業のタイムスタディと生理的負担として姿勢分析と脊柱起立筋の筋電量測定を行った。しかし、今のように小型・軽量・精巧なIT機器はなかったので、苦労の割には明快なデータは少なかった。最初は、ビデオテープレコーダーで撮影した画像を秒単位で抽出して目標の動作等の生起頻度を累積して分析した。録画も手間だったが、分析はさらに何十倍も時間がかかった。調査を重ねるうちに、保育・介護作業の場合は30秒間隔のスナップ・リーディング法でも分析可能なことも判明した。生理負担は、筋電図、姿勢変位（角度、加速度、等）、心拍・血圧・呼吸・心電図・等、などが考えられたが、簡易筋電量計を作製して姿勢との関連を調べた。以下の表・図・写真の資料は、研究初期には文科省・厚労省の研究費補助金助成及びN市の協力、後期には中央労働災害防止協会（事務局・五十嵐晃部長ら）の援助によって得られたものである。

表4は、3施設、延べ18人・日の作業内容と作業従事時間である[3]。被保育児、保育士、調査時の状況、等によって差が大きいが、作業内容は予め17要素に分類して記録し最後に8種の作業に纏めている。授業・活動は施設所定の教育的設定活動時間、介助・介護は食事等の付きっ切りの世話及び午睡中の見張りや記帳、準備・後始末は机イスの並べ替えや道具の始末等、事務・会議は記録・連絡簿の記帳や職員間の会議、休憩と昼食は子供と一緒がほとんどで数分間

表 4　保育士等の作業内容と作業時間（分）[3]

作業内容等	保育所 [A]	保育所 [A]	障害児施設 [B] 肢体不自由	障害児施設 [B] 精神障害	障害児者施設 [C] 重症心身障害
対象児年齢	0〜2 歳	3〜5 歳	2〜5 歳	2〜5 歳	3歳以上
被検作業者数	5	4	3	4	2
作 業 内 容					
授業・活動	117.5* (96-144)**	183.3 (142-222)	95.7 (82-103)	101.5 (81-122)	68.0 (60-76)
介助・介護					
食　　事	44.9 (31-59)	32.0 (14-44)	23.7 (7-37)	29.4 (13-64)	163.5 (146-181)
排　　泄	25.7 (10-41)	1.0 (0-3)	19.0 (16-24)	6.6 (2-11)	22.0 (15-29)
午　　睡	40.6 (9-74)	30.8 (0-73)	42.0 (29-64)	52.3 (41-72)	11.5 (10-13)
準備・後始末	44.3 (27-65)	101.2 (69-135)	68.9 (42-121)	30.6 (5-50)	65.5 (48-83)
事務・会議	91.3 (36-155)	27.5 (0-47)	51.8 (31-64)	108.6 (80-138)	23.5 (9-38)
その他作業	71.3 (28-100)	84.1 (41-146)	141.4 (81-195)	78.3 (52-116)	65.5 (33-98)
休憩・昼食	55.0 (40-68)	45.0 (27- 63)	55.0 (45-64)	76.3 (52- 85)	60.0 (54-66)

A; 市立保育所、B; 市立通園障害児施設、C; 民間重症心身障害児者ホーム
* 平均作業時間（分）、** 最小−最大時間（1分未満切り捨て）

のトイレ・小休憩を含む、施設Bのその他の時間には送迎バス添乗時間などが含まれている。保育士等が職員室で執務や休息・食事することは稀であった。用途別の教室は少なく多目的の一室で過ごす時間が多く、用具等の移動や整理、保育士が幼児用の机イスや床に直接坐って作業をしていた。

3．作業姿勢と背腰部負担

　図3は、作業分析と同時に行った作業姿勢分析の延時間で、個人差はあるが一定の傾向は認められた[3, 4]。姿勢イラストの横の数字は個々の作業者の最大背筋力発揮時放電量に対する作業時の放電量率（%）である。楽な姿勢では5%前後、どんな姿勢でも10%を超えないのがよいとされる。膝立ち、前屈、しゃがみ（スクワット）

XI 作業管理から労働福祉へ

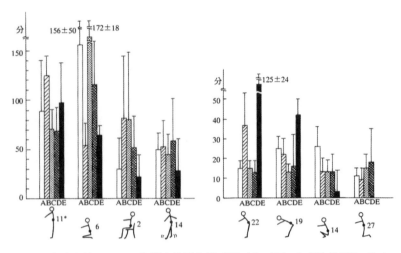

図3 保育士等の1日の作業姿勢別作業時間（分／日）と背筋放電比（％）

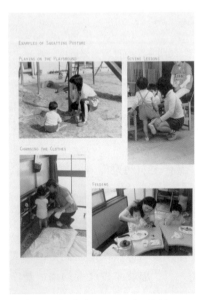

写真111 保育士のしゃがみ姿勢の例・1989年

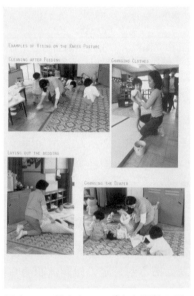

写真112 保育士のひざ立ち姿勢の例・1989年

3. 作業姿勢と背腰部負担

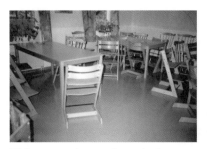

写真113　スウェーデン・ウプサラの保育室(1)のイス・1993年

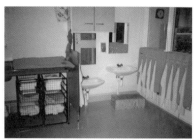

写真114　同ウプサラの保育室(2)・1993年

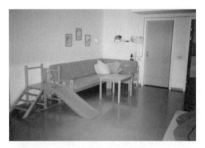

写真115　同ウプサラの保育室(3)・1993年

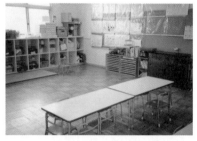

写真116　日本N市の保育室(1)のイス・1989年

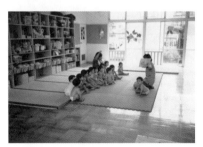

写真117　同N市の保育室(2)の床と棚・1989年

で、筋負担が強い（**写真111、112**）。設備と習慣上、床に直接坐る時間が多いが、腰が安定しているのは6、7分間のみで、起立などの姿勢転換で腰の負担が増えることは別の分析で判明した。**写真113〜115**はスウェーデンの保育所を訪問した時（休園中で幼児はいない）の保育室であるが、保育士の立位姿勢を前提とした幼児用イスが配置されており、床に坐って作業することは考慮されていない。日本（**写真116、117**）と比較して良否の問題はともかく、文化の違いがみえる。参考までに、その折訪問したソルナ

— 83 —

XI　作業管理から労働福祉へ

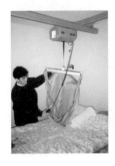 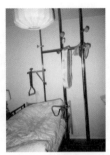

写真118（左）　ストックホルム・ソルナ地区のケアホームのベッド(1)・1993年

写真119（右）　同ケアホームのベッド(2)・1993年

のケアハウスの老人用ベッド（**写真118、119**）には天井にリフトが備え付けられており、重い老人を介護者が抱える発想はないことが窺がえた。

一般に、幼児と"同じ目線"でのふれあいを重視する保育理念があるが、日本の保育室は床ベースの仕様なので保育士は必然的にスクワットや床に坐る姿勢の頻度が多くなる（**写真120**）。姿勢負担の軽減のために、保育室に成人用の机・イス・ソファーや作業台の配置、収納スペースを床上約70cm以上の高さに設置することなどを推奨したが、実行されたのは少数であった。趣旨は理解していたと思うが、保育室の改造や調度品の改良など行える余裕はなかったのが実情だったのだろう。

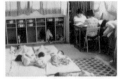 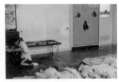
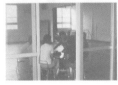 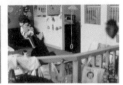

写真120　N市の保育室の例・1980年ごろ

4．作業管理の充実と労働福祉への取組みを

以上、保育所等のつい20年前の状況を紹介したが、これは育児や介護が産業化される過程の一局面でもある。介護職場に限らずサービス業や第3次産業の労働衛生管理は、日常の生活との類似点が多い分、その向上には独特で困難な点がある。

周知のように、労働衛生は第2次産業を中心に発展してきた。労働衛生三管理のうち健康管理と作業環境管理は、医学や理工学の学際的な知見に準拠した固有の方略がほぼ定着している。しかし作業管理は、個々の労働者や企業組織・文化と係わる部分が大きいために前2者とは進歩の度合いが異なっている。とりわけ第3次産業で、リスクアセスメントに始まる一連のプロセスにおいて特異性が乏しいことなどの理由で、三管理そのものの対策が多様で困難である。労働者も使用者も、作業に潜む危険や有害性に気づきにくく、また従業員の感受性や生体反応の個人差もあって、評価も困難なことが多い。

筆者は、作業態様型健康障害に向き合う過程で、これからの労働衛生の推進には、作業管理の充実に軸足を移す必要があると考えてきた[3~5]。これまで作業管理は、道具・設備・工程・環境・組織・作業手順等の物的・管理的側面の改善に主眼が置かれてきた。ILO／WHOは、労働衛生の目的を「作業を人間に、人間にその職を適合させること」と謳っている。すなわち、三管理の上位目的に"人間に適した"労働環境で働くことを掲げている。その要が作業管理である。人間に適したとは、人間性を維持するにふさわしい労働環境ということであり、作業管理の必須の構成要素として「時間」が重要な位置を占めている。労働時間には、賃金の直接の対象になる労作時間と、人間の思索としての実存的な時間、通常の労働中は意識されない不定の時間があることに気付くべきであろう。

かつて人の健康を規定する大きな要因として、ブルームは環境、行動、医療サービス、遺伝、を挙げた[6]。本項冒頭に述べた今道氏のエコエティカ（生圏倫理）の「技術連関環境」が、現代の労働現場に存在し大きな影響を及ぼしていると認識することを改めて提起したい。この見えざる悪影響をうまく回避している労働者も多いであろうが、それができないで懸命に働いた割には自己を発揮できないで満足感に欠ける労働者も多いはずである。そのすべてとはいえないまでも、作業時間に占める緩衝的な思索的時間が乏しいことが

XI　作業管理から労働福祉へ

これらの不満足感の原因になっているのではないだろうか。

　近年、狭義の労働時間の運用が多様化し混乱している事象がみられる。ワーク・ライフ・バランスをはじめ、裁量労働、ホワイトカラー・エグゼンプション（高度プロフェッショナル制度）、勤務間インターバル規制、ゼロ時間契約、など、話題が頻発しているのがその証拠で、従来の労働時間制度や作業管理の範疇を超えた問題となっている。労働の人間化が求められる今、エコエティカの認識並びに作業管理の向上、ひいては労働衛生管理における労働福祉概念の組み込みを期待したい。

参考資料

1）今道友信：エコエティカ－生圏倫理学入門、講談社、東京、1997
2）今道友信：未来を創る倫理学エコエティカ、昭和堂、京都、2011
3）Okuno M. et al: Work and workload of nursing personnel in a nursery school and two institutions for handicapped children, Ind Health, 35, 202-211, 1997
4）徳永力雄：疫学からみた職業性腰痛、骨・関節・靭帯、6-6, 635-641, 1993
5）徳永力雄：産業衛生の実践と研究－ヘム謝障害と筋骨格系負担を媒介に－日衛誌、54, 57-67, 1999
6）Blum H.L.：Planning for health（1 st ed.）, Human Sciences Press, New York, 1974

XII 小規模事業場の労働衛生活動

1．関西の地の利と地域活動

　2015年9月に大阪府医師会産業医部会設立40周年記念式典・講演会が開催された。大阪府医師会に転籍してから35年になるが、産業医の修行には大阪や関西は極めて環境が整っていると実感してきた。人材が豊富なこと、交通の便が良いこと、2府4県の域内はほぼ日帰りで往来できること。それらが連携の良さに通じて学会や集会が頻繁に開かれている。

　人材は、1980年頃までご壮健であった梶原三郎先生をはじめ枚挙できないほどの諸先輩が、それぞれの拠点で切磋琢磨しながら活動していた。専門領域と業種もほぼすべてカバーされていて、相談や研究会をするのに便利である。特に大阪は、現場の実態や労働災害に関してはセンサー的な役割を果たしてきた。症例報告の後の調査、精密検査、治療、労災補償、等のフォロー体制の伝統は直近の中皮腫や胆管がんの例でも分かる。現在は、全国で行政、学会、臨床が一体となって迅速な事後措置が行われていて隔世の感がある。

　筆者は大阪府下事業場の産業医経験はないが、旧大阪産業保健推進センターや大阪府等の委員会及び研修会に参画し、特に最近10余年間は医師会産業医部会において貴重な経験をしている。産業医部会は、医師会員1万7,000人の27％、4,800人の認定産業医の代表にふさわしい陣容で、学識と実践経験に基づいて熱意に満ちた議論を行っている。しかし一方で、この熱い思いがどれほど事業場に届いているのかと疑問に感じることもある。事業主の意欲と関心の低さに対する不満も聞こえてくる。産業保健推進センター及び地域産業保健センター発足から20年、産業保健総合支援センターに転換して2年になるが、小規模事業場の労働衛生に対する施策と現場、医師会等の支援組織の活動の歯車が噛みあい始めた矢先に仕組みの変換が

XII　小規模事業場の労働衛生活動

生じてしまった感がある。グローバル経済と企業活動・労働態様の変化の速さに、支援組織が迅速に対応することの難しさが窺われる。

2．中小企業の労働衛生の課題

　20世紀前半の我国の労働衛生活動の対象は大企業であった。戦後の4半世紀は中小企業への拡大期、1972年の労働安全衛生法制定以降は小規模事業場を含む全企業に対する施策が展開されてきた。とはいえ、小規模事業場に対する労働衛生活動は、対象の数量の多さと業種の多様性のために、常に「巨象の足を撫ぜる」が如き状況に置かれてきたと言わざるを得ない。以下、中小企業の労働衛生への取組みに対する自己批判を込めて思うところを順不同で記したい。

(1)　中小企業の表記の限界

　行政や学会でも「中小企業」の用語が用いられるが、中小企業という呼称は個別の課題を想起しえない用語である。仮に300人未満の企業という定義を知っていても具体的な労働衛生活動のイメージが脳裏に浮かびにくい。日本の労働者の65％、事業場の99％に相当する膨大な領域であるために、その業種、企業規模、法人か個人か、財政基盤や資本金などが多様で、その実態は判然としない。100人未満の小規模事業場についても約60％はサービス業と小売業でその雇用者の6、70％は30人未満の事業場であるというがその詳細は想像するしかない。とりわけ最近は、企業と事業場の地理的展開や従業員の雇用条件等が激変しており、少なくとも業種と規模に基づいた用語を創案して利用すべきではないだろうか。

(2)　統計の硬直

　中央労働災害防止協会の「労働衛生のしおり」の統計も、定期健康診断実施数は約1,300万人、法規・行政指導の特殊健康診断実施数が約220万人で40年来あまり変わりがない。労基署への届け入れ事業場規模が50人以上と特殊健診対象である限りこの結果は当然で、50

— 88 —

人未満の事業場の実態は一部しか把握されていないことを示している。旧厚生省事業で自治体を動員して行う健康増進法関係の各種健康診断実施数は延べ2,430万人、うち5大がん関係が1,840万人、肝炎140万人等でこちらの方は増加傾向にある。50人未満の事業場の状況は今の法規則では正確な把握はできないとみるべきであろう。人口減少期と労働文化の転換期にある今は、従前から要望が多い届出義務のある事業場規模を30人以上等に拡大するチャンスであろう。

(3) 中小企業のニーズと活動目標

　中小企業の労働衛生の課題は、洋上の氷山にも例えられる。水面下の見えない部分は事件でもない限りあまり注目されない。俯瞰的に参考になるのは厚労省が策定する労働災害防止計画である。第12次労働災害防止計画では、第3次産業（小売、社会福祉、飲食店、等）が重点業種にあげられ、中小規模事業場のリスクアセスメントと労働安全衛生マネジメントシステムの導入促進が掲げられている。当面はこの計画を細分化した行動目標を立てて取組むことが有効と思われる。茫洋とした対象事業場への各セクターお任せ活動ではなく、具体的な業種と課題を絞って活動できるよう行政のリーダーシップを期待したい。そのためには、対象となる業種の課題やニーズを、産学公労の各セクター共同で的確に汲み上げる仕組みを作る必要がある。協議機会の拡大を期待する。

(4) マンパワーの有効活用

　上記に関連して、マンパワーの質と量についての考慮も必要である。国全体では日本医師会認定産業医、日本産業衛生学会専門医、労働安全・衛生コンサルタント、企業所属の労働安全衛生関係免許所有者等、多くの専門資格者が養成されている。しかし、これらの人材は生き生きと活動しているのだろうか。例を挙げると、日本医師会の認定産業医は今や10万人に達した。その中で事業場の産業医としてやりがいをもって活動している人はどの程度いるのであろう

か。仮に医師会認定産業医の一部でも何らかの法的に担保された条件下で（たとえば特任労働衛生指導医などとして）実務に参画して個別訪問などを行うことができれば、小規模事業場への指導効果は大いに高まるであろう。埋もれた人材を活用する方策が望まれる。

(5) 小規模事業場の組織化

この問題は、これまで絶えず討論されてきた重要な課題である。小規模になるほど効率と質が低下し管理の負担や事業単価は増加する。それを克服するのが組織化である。それは、①大企業とその傘下企業の組織化、②地場産業・同業種組合の組織化、③地域・地縁的組織化、④病院系列による組織化、などに類型化される。現状では大企業傘下型と地域的組織化が多い。運営財源は、受益者負担、会員制、親企業助成、公益法人助成、公費助成、などの方式がありいずれも現に行われている。これからも、行政・自治体、都市と地方、地場産業、医療・産業保健資源、など、地域の状況に柔軟に対応した組織化が実効的で、行政の一層の肩入れを期待したい。

(6) 健康診断機関の役割

事業場の組織化とは別に、法定等の健康診断を主業務とする民間のいわゆる健康診断機関は先人たちの知恵の所産である。これらの機関の多くは、事業場に赴いて健康診断や労働衛生事業を行っている。しかし一般には、大規模医療機関等からの評価は低かった。近年は事業内容や技術開発、精度管理等が向上して地域医療機関と補完的・協働的な役割を果たしている。その長所は、健常でしかも青年期から老年期に亘る労働者に接して健康診断や診査をすること、労働現場を観察したり巡視したりできること、環境測定や生物学的曝露評価が出来ること、健康づくり等の実地・集団指導ができること、などにある。受診者が働く姿やその作業環境、作業態様を見ることの重要さと利点を活かした活動をさらに充実してほしい。そのためには産業医をはじめ労働安全・衛生コンサルタントや作業環境

測定士などの高度な専門資格者を豊富に擁することが前提になる。

(7) 事業主教育

　中小企業の労働衛生管理の問題点として、事業主の無関心や知識の不足がしばしば指摘される。しかしこの愚痴は益がない。むしろ、当然と思うべきであろう。産業構造を考えるまでもなく、小規模事業場では事故や労災、法令違反の指摘やマスコミ・労働者等の告発等がない限り、自主的に改善に取り組むのはよほどの高徳事業主に限られる。CSR が叫ばれるようになり、ISO、SDS、GHS などの浸透により、世界の労働衛生水準は従前より向上しているが、小規模になるほど事業主主導と実益主義になる。小規模事業場に対する活動は、相談や報告を待つばかりでなく、現場に半ば押しかけるように出向くことから始まる。産業医にとっても、事業主と従業員にとっても、実地でのコミュニケーションが、最も効果的な教育になる。

(8) 今後さらに考慮すべき視点

　責任体制と合法性：小規模事業場の活動では、マンパワーや経費等との関連で、外部の人的資源の活用や法人等との連携が実効性を高めると思われる。その場合の責任の所在と合法性の担保が必要で、法規則の整備と周知が必須である。認定産業医や労働安全・衛生コンサルタント等の専門資格者との連携を可能にして、事業場への戸別訪問など特定の事業を強化する施策を期待したい。

　情報の保護と共有：矛盾するニーズであるが、個人情報保護法の運用でも緊急時や安全面で過剰と思える反応が見られる。担当者の守秘義務は当然であるが、行政等が有する 2 次情報開示の柔軟化を図れないか。また、健康情報の管理やマイナンバー制度に対する不安、情報管理専任従業員の負担増と作業管理の不備も懸念される。

　事業主責任の範囲：生活習慣病や健康づくりなどにおいて、我国の労働安全衛生における事業主責任は拡大してきた。この傾向を是としたいが、規制緩和や外国企業・外国籍労働者の参入に伴って軋

轢も生じかねない。個人責任との峻別など国際的視点からの点検が必要であろう。

国際性：長期の戦略目標と雇用環境改善の2面が考えられる。我国の労働衛生活動は健康管理の比重が大きすぎるなどの指摘がある。ILO や WHO など国際機関の勧告や戦略目標に対する消極的姿勢も批判がある。国際化に伴い我国固有の制度や実績と離れて労働文化や慣習の転換が課題になるかも知れない。クリティカル（"批判的"と訳されるが、本来の語源は"良いものを選ぶ"という意味である）に判断して単なる迎合的対応にならないように留意したい。また他国籍者や帰化従業員に対する異文化や人権にも配慮した教育や労務管理、環境対策等を行う必要もある。

3．乾修然の執念

最後に、産業医修行の機会と恩恵を与えて頂き大きな影響を受けた乾修然（いぬい・しゅうねん：1922−2009）先生について記したい。

先生は、人生を賭けて取り組んだ中小企業を対象とする地域基盤型中小企業総合労働衛生機関である京都工場保健会の2代目リーダーとして35年（1964−1999）以上に亘って同会を牽引された。1940年の同会の創設者は企業家の宮木男也氏、医師の初代リーダーであった中村正義診療所長らによって基礎が固められた1964年に同会に入職し、総合的な労働衛生機関として発展させた。1943年に京城医学専門学校を卒業、軍医として千島に配属、敗戦後ソ連に3年間抑留、1948年紡績会社工場医、1949年労働省入省、1959年京都大学医学博士、監督官試験を経て労働省監督官として4県に赴任、最後は神奈川労働基準局衛生課長から保健会に転職した。

筆者は1970年代から面識を頂いたが、部下として指導を受け始めた後も前職が軍医、工場医、監督官であったという略歴以外の詳しいことはほとんど知らなかった。そんなこし方の事より、今行っていることの話だけで時間が過ぎる毎日であった。数年を経て、後輩

のS医師と「労働衛生論」を論じる度に、"…理念や思想的なことでは結局は乾先生の掌やなあ…ということで話が落ちつくことが多かった。技術的なことでは大学育ちの医師として半ば自立していたつもりでも、労働衛生に対する先見性や戦略、組織の動かし方については、常に高次元の存在であった。大学に戻り、立場を変えて労働衛生活動を続ける中で少しずつ先生のライフワークとしての小規模事業場の組織化の本質が理解できるようになった。第一線を退いた2005年に出版された私製本『「生きかた」と「働きがい」に関する史的探究　21世紀の労働衛生を考える』を読んで、"やっぱり…"と思い、改めて先生の強い信念を聴くことなくお別れしたことを悔やんだ。

　本書は、日本人の「生きがい」「働きがい」に影響した中国思想、日本人の「生きがい」「働きがい」に影響した仏教思想、日本人の「生きがい」「働きがい」に影響した民主主義思想、労働衛生を考えた明治維新の人たち、近代的労働衛生行政を築いた人たち、ベスト・セラーの「日本人論」、の6章からなり、有史3千年来の思想家の事蹟を紹介している。各時代の思想の見事としか表現できない抄訳にも感嘆する。巻末と本文中の約500編の参考書籍には、多忙な日常の中で労働衛生の源流と将来を見つめ続けた先生の思いが詰まっている。

　物事の本質を察知してそれを現実の仕事に反映させる能力は、行政官の経験や佛籍の家柄の影響もあろうが先生の天与の才と思われる。日常では、思考中の未熟な思いを我々若輩に披歴して意見を求める率直さがあり、学会や同業の先輩・同輩の言行についてはクリティカルに分析して意見を呈し、不本意な現実には無言で素早く切り替えて己の信ずる方向に進む、など、目標を持ったリーダーとしての態度が随所に見られた。一貫していたのは、事業主にも企業内スタッフにも、変わらぬ姿勢で日ごろの活動の結果と自己の信念を伝える努力を続けていたことである。ある大企業の労災処理の道中の車中で"…この事案では、社長の細かい対応はともかく、我々の

労働衛生の精神だけは理解してほしいのや…"と真剣な表情で語られたことを思い出す。労働衛生の理念に立って是々非々で労働者と経営者、同業者に接する人であった。仕事でも、人付き合いでも趣味でも酒でも、溺れることは決してしなかった。趣味では鮎釣りをともにしたが、理論が先行してあまり上手くはならなかった。大河の深場の鮎を狙うためにリール釣りを発案したが、同行者に迷惑をかけるばかりで早々に諦めてくれてホッとした。やがてゴルフに熱中するようになった。自宅の庭に芝を植えてパットの練習をされていたが、始めて間もない頃にホールインワンをしたのが契機でみるみる腕を上げたと聞いている。労働衛生に関しても、抑留中や工場医時代にホールインワンに相当する何かのインパクトがあったのかも知れない。

　先生の牽引力と推進力の鍵は、内部スタッフにも事業主や従業員にも耳目と肌で感じさせる行動が基本であったことを教えてくれる。先ず現場に行くことを実践し、チームで課題を解決できる体制を整え、根気よく啓蒙しながら財布の紐が固い事業主にも健康のためなら投資をする気にさせる提案をしてそれを実践できる組織力をつける大事さを示された。厳しい現実の中で同志を増やしながら20年以上かけて魅力ある総合労働衛生機関を築くモデルを示した先達であった。尽きせぬ感謝をこめて敢えて付記させて頂いた。

　以上、2年間にわたり労働安全衛生法施行以降の一産業医の地域活動の一端を紹介した（本書は「産業医学ジャーナル」第37巻1号～第38巻6号に連載したものを一書にまとめたものである）。これから世界の労働衛生・産業医学を背負う同輩に些かでも参考になればこの上ない喜びである。併せて、貴重な機会を頂いた「産業医学ジャーナル」編集部関係者にお礼を申し上げます。

参考文献

1）乾修然：「生きかた」と「働きがい」に関する史的探究　21世紀の労働衛生を考える、2005
2）京都工場保健会：特集乾修然先生、労働衛生ジャーナル　創健、102, 3 -10, 2009

徳永力雄（とくなが・りきお）

〔略　歴〕
1936年9月生まれ
1964年3月　京都大学医学部卒業
1965年4月　京都大学医学部公衆衛生学教室助手
1972年5月　財団法人京都工場保健会部長
1973年7月　京都大学医学博士
1974年8月　労働衛生コンサルタント免許
1978年3月　関西医科大学衛生学教室教授
2004年4月　関西医科大学名誉教授
2004年4月　関西医科大学常務理事（2012年5月迄）
2018年1月　関西医科大学監事（至現在）

〔公益団体等活動歴〕
　　日本衛生学会、日本産業衛生学会、日本医学教育学会、医学教育振興財団、厚生労働省医療関係者審議会、厚生労働省労働衛生指導医（京都労働局）、文部省学術審議会、文部科学省学校法人運営調査委員会、日本私立大学連盟財務人事担当理事者会議、奈良県立医科大学経営審議会、守口市・宇治市建築審査会、メンタルヘルス岡本記念財団、日ノ本学園、藤原記念財団、守口ぶどうのいえ、等

〔受　賞〕
　　中央労働災害防止協会緑十字賞、労働大臣功績賞、日本医学教育学会牛場賞、等

我流の産業医修行

2019年5月21日　発行
著　　者　　徳永　力雄
編集発行人　及川　桂
発　行　所　公益財団法人 産業医学振興財団
　　　　　　〒101-0048　東京都千代田区神田司町2-2-11新倉ビル
　　　　　　TEL　03-3525-8291　FAX 03-5209-1020
　　　　　　URL　http://www.zsisz.or.jp
印　刷　所　株式会社 森技報堂

ISBN978-4-915947-72-8 C2047 ￥1000E 定価（本体1,000円＋税）
©Rikio Tokunaga 2019 落丁・乱はお取り替え致します。
本書の全部または一部の複写・複製および磁気または光記録媒体への入力等を禁ず。